JN121708

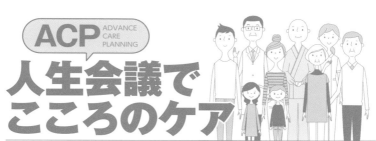

ACP
ADVANCE
CARE
PLANNING

人生会議で
こころのケア

ケアする人、される人、
共に死生観・スピリチュアリティの向上をめざして

大下大圓・梶山 徹：著

ビイング・ネット・プレス

はじめに

　ACP（人生会議）の目的は、人生の最期においてその人らしく生き往くことができるような仕組みをつくることであり、本人がその尊い人生を意味づけし、スピリチュアリティの目覚めとその成長を支援することです。

　私は仏教の僧侶ですが、20歳の時に大病をして入院手術療養の経験をしています。そのときの患者としてさまざまな衝撃や不安を体験したことから、人間のこころの世界に興味をもち、学業、修行ののちに飛騨高山を中心に過去30年以上にわたって病院や施設で患者家族のスピリチュアルケアにあたってきました。臨床現場では2つの緩和ケア施設で非常勤活動をし、市内の在宅ケアをするクリニックでも勤務しました。施設だけでなく、在宅ホスピスへの関心もあって、日本ホスピス在宅ケア研究会の理事としても活動を継続しています。
　さらに患者家族の抱える身体的、精神的苦悩を支えるためのスピリチュアルケアやその仕組みが重要であるとの認識から、専門職の養成部門としてNPO法人日本スピリチュアルケアワーカー協会や高野山大学にスピリチュアルケア学科を立ち上げました。やがて、日本スピリチュアルケア学会や日本臨床宗教師会の樹立を実現し、ようやくスピリチュアルケアの社会実装の可能性を現実化することもできました。
　2018年厚生労働省がACP（Advance Care Planning アドバンス・ケア・プランニング）を「人生会議」と命名し、その普及を図っています。緩和ケアの領域では、ACPはむしろ当然のこととして推奨されてきたのですが、一般医療界においてはまだ周知徹底されていないのが現状です。
　ACPでは患者、家族の心のケアが最重要であり、また中核となるスピリチュアルケアも大切なEOL（エンド・オブ・ライフ）ケアなのです。その部分をどのようにするかが今問われています。

　そこで本書は、医療従事者あるいは介護にあたるスタッフに、ACPの理論的理解だけでなく、その実践性の要を理解していただくことを目的としていま

す。

　特に ACP を実践するうえで患者理解とそのケアには、コミュニケーションのツールは重要です。ACP には、患者家族との信頼関係を構築し、QOL の尊重＝その人らしく生きることをケアするのと、QOD の尊重＝あるがままの死を支えるという重要な役割があるのです。

　ACP の医学的理解については、永年、臨床現場で緩和ケアとスピリチュアルケアに取り組んできた梶山徹医師に第 1 章で担当していただきました。EOLケアにはかかせない緩和ケアの要点とスピリチュアルケアの連動が、見事に論述されています。

　それを受けて、日本スピリチュアルケア学会立ち上げなど、スピリチュアルケアの社会実装を手がけてきた筆者の視点から、日本のスピリチュアルケアの実践者としての各論をまとめてみました。そういう中で ACP に重要な、スピリチュアルケアの在り方や実践のしくみを展開しています。スピリチュアルケアで重要なコミュニケーションの諸相を明示しました。

　また具体的なコミュニケーション機能をさらに発展させ、本書のねらいとする具体的なツールとして筆者が永年取り組んできたのが、「臨床瞑想法」です。瞑想の背景には近年医療界でも注目されているマインドフルネス瞑想を取り入れた緩和ケアにおける「Being With Dying（死にゆく過程と共にあること）」というプログラムである GRACE は、日本でも広がりをみせています。EOL ケアには瞑想の活用がクライエントにもケアラーにも必要であり、それを臨床に活かすことが、あたらしい ACP であり、スピリチュアルケアなのです。

　具体的な心理・精神療法として位置づけされている DBT（Dialectical Behavior Therapy 弁証法的行動療法）や ACT（Acceptance and Commitment Therapy アクセプタンス＆コミットメント・セラピー）の理解がコミュニケーションツールとしても役立ちます。とくに ACT は、私たち現代人が「幸せにならなければならない」との呪縛から一線を画し、「今を受け入れ」「自分らしく生きる」ためのツールでもあります。

　瞑想法や ACT を学ぶことで、病気で苦しむ患者さんだけでなく、家族をふくめたケアにあたるケアラー（支援者）やスピリチュアルケアの専門職に、セルフケアとストレスリダクションにおいても、マインドフルネス瞑想や臨床瞑想法が有用であることを明らかにしたいと思います。

ACP を深く理解し、実践するためにスピリチュアルケアの理解とコミュニケーションツール、セルフケアは切り離せない大切なことです。

　そして最終章では「ケアラー自身の ACP を考える」ことです。ACP に関わる存在は偶然ではなく、おおきなスピリットな体験であり、人間としての成長の糧なのです。臨床（対人援助）の現場は、ケアラー自身が自分の人生の意義を考える時間をいただいていることに気づき、柔軟でスピリットに富んだ人生になるようになるためのものです。

　本書の真の目的は、単なるケア論ではありません。ACP という現実の課題に遭遇するすべてのケアする人もされる人も共に、スピリチュアルな生き方に出会うご縁なのです。

　本書の出版に際しては、ビイング・ネット・プレス社の野村敏晴さんには、企画から編集において大変なお世話になりました。また第 1 章を快く引き受けてくださった緩和ケア医師の梶山徹さんにも心から御礼申し上げます。梶山さんは臨床でスピリチュアルケアも実践され、15 年前から大阪で自主的な緩和ケア学習ネットワークを統括され、将来を期待される医療者の一人です。

　このたびの新型コロナウイルスの蔓延で、医療界をはじめ、社会の交通、流通、経済などが大打撃となり「新しい生活の在り方」が問われることとなりました。そんな中で本書の出版も心配されましたが、ここに陽の目をみることになり嬉しいかぎりです。一刻も早く世界的なダメージが人々の英知によって恢復することを願ってやみません。

　あらためて日ごろから見守ってくれている家族にも感謝して、本書が日本の医療、介護、心理、福祉などケアの現場で役立つことを切に希望します。

　　令和二年　初夏

　　　　　　　　　　　飛騨千光寺　バザラ・いのちのケア室で

　　　　　　　　　　　　　　大下大圓

目　次

第3章　実践的スピリチュアルケア

第4章　スピリチュアルケア実践とコミュニケーション

第5章　ACP実践に臨床瞑想法を活用する

第6章　ケアラー自身のACPを考える

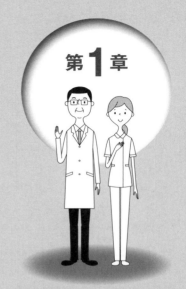

第1章

ACP(人生会議)の理解

ACPとは

　ACP（Advance Care Planning 人生会議）は、医療やケアが必要になったとき
に、どんな治療やケアを、誰から、どこで、どのような形で受けるのかについ
て、本人と家族、医療者らがともに話合い、考えていくためのプロセスです[1]。
その対話過程では、身体的な問題に留まらず、心理的、社会的、さらにはスピ
リチュアルな側面を含むこと、治療やケアの選好は定期的に見直されるべきこ
と、代理意思決定者や医療・ケアの選好の話し合いの結果を文書化してもよい
こと、などが重要とされています[2]。ACP は、患者中心の医療を実現するた
めの意思決定支援ツールであり、使い手しだいでその有用性も変わってきます。
すなわち患者と医療者の相互作用を通じて、患者自身の価値観や人生の目的の
振り返りを促し、相互に良い影響を与え合うことが求められているのです[3]。

　厚生労働省は、ACP の考え方を浸透させることを目的として 2018 年 11 月
30 日に ACP の愛称を"人生会議"とすることを発表し、11 月 30 日（いい看取
り・看取られ）を『人生会議の日』に定めました。医療現場では、患者にとっ
て有意義な人生を歩んでもらうための話合いと実践が ACP であり、患者は「一
度きりの人生を、自分はどのように生きたいのか？」を考えながら援助者と対
話し、各自の希望をかなえるために行動することになります。医療者の立場で
は、将来の意思決定能力の低下に備えて患者の意思決定を支援し、今後の治療・
ケアや生活・人生の希望について患者／家族との対話を続けることが ACP に
なります。意思決定の際にもっとも重要なのは個人の価値観や希望ですが、医
療の専門知識も必要な意思決定を本人だけで行うことは難しく、本人と関係者、
医療介護者が何度も対話を繰り返す中で次第に考えや行動がまとまってくるも
のであり、そうした互いの情報を共有する過程を経てこそ有意義な ACP とな
るわけです。

　AD（Advance Directive 事前指示）は、将来の意識レベル低下に備えて、患
者から関係者に示される事前の意思表示で、内容的指示と代理人指示からなり、
書面か口頭で提示されます。The SUPPORT study は、1989 年から米国連邦
政府が実施した 9000 名超の入院患者を対象とする AD 介入試験で、熟練看護

師がADを聴取して内容をあらかじめ医師に伝えたのですが、ADを事前取得しても約半数の患者が望まない終末期医療を受けており[4]、患者のQOL（Quality of Life）は改善せず、医療費も削減できませんでした。この結果を受けて米国では、単なる書面作りの作業ではなく患者と医療者が話し合うプロセスに焦点を当てようとする取り組みが行われ、ADからACPへの政策転換が図られるようになりました[3]。

　致死的な疾病の終末期には自分の意思を表示することが困難になる患者が多いため、限りある医療資源を有効に利用したい医療者としては、早い段階から終末期医療に関する患者の意思を確認したいと考えています。つまり医療者が欲しているのは「生命の最終段階の事前指示書」であって、患者の人生に興味や関心を持って人生会議を行いたいと考えている医療者は、残念ながら少数です。したがって医療者向けのACP研修会では、ADを取得するための技術的な指導に時間が割かれています。しかし実際の臨床現場ではADから入るACPには拒否的反応を示す患者が多く、希望しない患者にADを強要してもQOLは向上するどころか侵襲的な介入となり、信頼関係を損ねる結果となってしまいます。

ACPと緩和ケア、EOLケア

　緩和ケアは患者/家族のQOLを高めるチーム医療ですが、"Life"には「生命」のほかに「生活」や「人生」、「生き甲斐」という和訳があります。かりに生命を救うことのできない終末期になったとしても、生活を豊かにしたり、人生を満たしたり、生き甲斐をかなえることで、QOLを向上させることができるわけです。緩和ケアにおけるQOL向上の二本柱は"苦痛緩和"と"希望実現"であり[5]、「なにがつらいですか？」という質問と「なにがしたいですか？」という質問を繰り返すことになります。全人Whole personは体Bodyと心Mind、魂Spiritから成り立っていますが、患者の全人的苦痛や希望に対処するには、個人の能力では限界があるためチームを組んで対応する必要があります。同じ目的の下に集まったグループが"チーム"なのですが、チームリーダーはメンバーに対して将来像visionを提示し続けることが役目になります。

緩和ケアチームでは「患者 / 家族の QOL 向上」という目標を、メンバーに繰り返し徹底させるのがリーダーの役割です。「苦痛を軽減しながら、患者の希望を何とかかなえようとして家族と医療介護者が One Team となって努力する過程」が、ACP そのものとなるのです。

EOL（エンド・オブ・ライフ）ケアは、「診断名や健康状態、年齢にかかわらず、差し迫った死あるいはいつかは来る死について考える人に対して、生が終わるときまで最善の生を生きることができるように支援すること」と定義されています[6]。緩和ケアは生命に関わる疾患に罹った患者と家族が対象ですが、EOLケアは疾患を限定せず、健康人であっても死を意識したときから始まるとされており、生活や人生に焦点を当てながら QOL を高めるためのケアとなるわけです。すなわち緩和ケアも EOL ケアも ACP を用いて QOL を高めることが目的なのですが、EOL ケアは健康人を含め死を意識しながら生きている人すべてを対象とした人生会議を行うのに比べ、緩和ケアは生命にかかわる疾患に罹患した患者と家族を対象とした ACP を行う点に違いがあります。

EOL ケアの中核に厚生労働省が国民に広く普及させようとしている人生会議があるわけですが、病人を対象とした ACP（"医療用 ACP"）に関していえば緩和ケアを早期から実施することが重要です。議論の際にはどちらの ACP を話題としているかを明らかにしないと話が噛み合いません（**表1**）。2019 年には厚労省が作成した人生会議のポスターが、「これでは人生会議ではなく、死に方会議である」とする患者団体などの反発により、すぐにお蔵入りしてしまう騒動がありました。患者は、終末期の話し合いだけを求めているのではなく、人生の対話を欲しているわけです。

つまり**図1**に示すように ACP には 3 つのステップがあり、人生会議は健康人をも含めた最初のステップであり、生命にかかわる疾患に罹患した場合には医療用 ACP の対象者となって、病が進行して終末期に入ると事前指示を考える段階となるわけです。

私的な提案ですが、"医療用 ACP"を①基礎的 ACP、②基本的 ACP、③応用的 ACP の 3 ステップに分けて考えると、医療者として支援すべき目標が見えやすくなると思います（**図2**）。医療用 ACP は、「もしもの話」を伝えるための告知技法を身につければよいというものではなく、「もしもの話」を「いつもの話」に変えるチームアプローチが必要なのです。

ACP の対象者

ACP には、健康人に対する人生会議と病人に対する ACP があり、議論の際にはどちらを話題にするかを確認する

	健康人に対する ACP（" 人生会議 "）	病人に対する " 医療用 ACP"
対象者	健康人、病気をもった人	予後の限られた患者
目的	啓発教育（Death Education）	End of Life（EOL）Discussion
開始時期	可及的早期（死を意識した時期）	予後 1 年程度を目安
援助者、支援者	教育者、福祉関係者、行政者	医療介護者
実施方法	集団教育（個別教育）、Peer Support	個別対応
事前指示 AD	努力目標（Living will など）	必須項目
代理意思決定者	必ずしも必要ではない	必要
予後予測	不要	必要

早期から DNAR を細かく決めても意味はない

医療者が欲しているのは " 生命会議 "

【表1】

ACP の 3 ステップ

人生会議	**1st Step**	⇒人生観や希望
	健康人対象	⇒啓発教育
医療用 ACP	**2nd Step**	⇒生き方の再考
	患者対象	⇒ EOL の対話
	3rd Step	⇒事前指示 AD
	終末期患者対象	⇒死の対話
『もしもの話』を、『いつもの話』にしてしまう		

ACP は「もしもの話」をするためのテクニックではない

【図1】

"医療用"ACPの3ステップ

ACPの要点："対話による合意形成"のプロセス

| 基礎 | • 日々コンコーダンス医療を心がける
• 医療上の信頼関係を得るためのケア |

ラポールがなければ、助言にも効果はない

| 基本 | • 患者と家族の希望をともに実現する
• 忌憚なく対話できる土壌作りのケア |

希望実現による"One Team"作りのプロセス

| 応用 | • 事前指示ADの相談を含む死の対話
• 人生の最終段階EOLに向けたケア |

"実存的苦悩"や"死"への寄り添いと傾聴

「医療（生命）⇒生活⇒人生」へと対象を拡げてQOLを改善

医療者として日常行うべき人生会議

本人希望and/or病状変化サプライズ・クエスチョン

【図2】

　基礎的ACPは、患者中心の"コンコーダンス[7]（調和）"医療を日々心がけて、患者とのラポールを形成するためのケアとなります。基本的ACPは、患者と家族の希望をかなえるべく、患者／家族と医療者が"One Team"として機能していく過程を表しています。応用的ACPは、ADを含む"死の対話"を患者と家族／医療者が忌憚なく行い、有意義な看取りケアへとつなげるものです。

　このように医療（生命）から生活、さらには人生へと対象を拡大しながら患者と家族のQOLを向上させようと努力するプロセスが医療用ACPの本質です。つまりいきなり死に方に関する生命会議（事前指示）を開いても患者や家族は素直に受け入れることができないため、まずは苦痛を緩和しながら希望を聴いて患者／家族と医療チームとの間にラポールを構築していきます。「このチームは、自分のことを理解しようとしてくれる」と患者が思ってくれれば、悩みや希望が表出されるようになります。苦痛に対処し、希望を一緒にかなえようと努力することで、患者／家族と医療者がOne Teamになれれば、つらい選択の人生会議も前向きに進められるわけです。このようにして患者の価値

観や希望をチームで尊重しながら、ACP を前向きの希望的作業にしていくことが大切です。

　以下の 3 項目に医療用 ACP の各ステップを詳述しますが、以後は健康人に対する ACP を "人生会議"、医療用 ACP を単に "ACP" と記載していきます。

基礎的ACP：NBMと援助的コミュニケーション

　診療やケアにおいて患者本人の希望や意思を尊重することは、現代医療倫理の基本原則となっています。英国では、王立薬剤師会が医療者の診療方針を患者に「遵守」させる "コンプライアンス" 医療から、患者と医療者が診療方針の「調和」を図る "コンコーダンス" 医療への転換を主張しました[7]。米国でも、"Informed Consent; IC" から "Shared Decision Making; SDM" への方針転換が行われています。IC では医師の示す選択肢の中から好みの治療を選ぶ形となりますが、そもそも患者の希望する治療が選択肢の中にはない可能性もあります。SDM では、医療者側からの説明のみならず、患者からの価値観や人生観の "語り Narrative" があり、対話による情報共有が行われます。その中で両者の解釈モデルの調和が話し合われるわけですが、どうしても合意に至らない場合には、原則的に患者の解釈モデルが優先されます。エビデンスに基づく医学的な正しさが優先されるのではなく、患者一人ひとりの価値観やその人らしさを大切にした医療が求められているのです。こうした世界の医療界のパラダイムシフトは日本にも影響をおよぼして、2007 年に制定されたがん対策基本法の基本理念の中に「がん患者の意向を十分に尊重したがん医療提供体制の構築」が謳われました。2018 年に改定された「人生の最終段階における医療・ケアの決定プロセスに関するガイドライン」では ACP の概念が盛り込まれ、医療や介護の現場で ACP に基づく医療やケアを提供することが強く推奨されました[1,2]。

　ACP には高騰する医療費の削減という政策的な側面もありますが、本質的にはコンコーダンス医療の実践という世界的な潮流に沿ったものです。こうした患者の Narrative を真摯に傾聴して受容し、支持していく医の原点ともいえる医療が、Evidence Based Medicine; EBM から発展した Narrative Based

Medicine; NBM です。NBM では、患者に寄り添いながら語りを受容的に傾聴して、患者に「わかってもらえた感」を提供する"援助的コミュニケーション"が行われます。

　援助的コミュニケーションでまず大切なのが「きき方」です。日本語の「きく」という動詞に対応する英語には、"Hear（聞く）"と"Ask（訊く）"、"Listen（聴く）"がありますが、相手の癒しにつながる援助的なきき方は Listen のみです。Hear は、何か他のことをしながら相手の話を聞き流すため、語り手は自尊心が傷つけられます。Ask は、聴き手が得たい情報を相手に無理矢理語らせるやり方で、医療では問診に相当します。Listen は、相手が語りたい話をこころを込めて聴くため、癒やしにつながるわけです。「いま自分はどのきき方をしているのか」を意識するだけで、ケアの質が向上します[5]。「何がつらいですか？」と問いかけながら、患者の苦悩を受容的に聴くことがケアとなるのです。"受容"とは聴き手の価値判断を入れずに相手を受け入れることであり、「それには価値がある」という聴き手の主観的評価を伝える"肯定"とは異なります。語り手は、肯定されるとそれを続けて欲しくなり長所ばかりを見せようとしてしまいます。聴き手から受容してもらえると、語り手は安心して弱音を吐ききることができます。長期記憶は、思い出されるたびに書き換えられて再記憶されるので、スピリチュアルペインを書き換えるためには弱音を吐ききってもらう必要があります。弱音（スピリチュアルペイン）を吐いてくれるというのは、「この人であれば話を聴いてくれるのではないか」という信頼の証なので、「安心して弱音を吐ける関係性を築く」ことがスピリチュアルケアの第一歩となるのです。

　"共感"とは、聴き手がもつ「わかったつもり感」ではなく、語り手が抱く「わかってもらえた感」であり、共感してもらえた語り手は「そうなんですよ！」という感謝の言葉が出て表情が柔和になり、同じ話を繰り返し語らなくなって、別の話をしはじめます。援助的コミュニケーションの最終目標は、語り手が援助者のことを「この人は、自分のことをわかってくれる」と感じてくれること（共感）になるわけです。

基本的ACP：希望実現

　コンコーダンス医療による苦痛緩和と実現可能な患者の願いをチームでかなえる希望実現によって、「弱音を吐ける信頼関係を築きながら、患者の希望をかなえること」がACPの本質です。ACPにおけるスピリチュアルケアの役割としては、援助的コミュニケーションによって関係性を構築しながら、希望実現によって生きる意味を再構築していくことにあります。つまり「弱音を吐ける関係性を築きながら、生きる意味を一緒に考えるケア」がスピリチュアルケアとなるわけです。希望の基礎となるのは本人の価値観ですので、患者の価値観を知ろうとする努力も大切です。価値観を聴くことは、ライフレビューをしながら本人が大切にしている事柄をふり返る機会になり、本人のそれまでの人生や考え方に対して他者が承認を与える"エンパワメント"の側面もあるわけです。

　日本人の死因の首位を占めるがんの場合、最期の1～2ヶ月までは疼痛以外の自覚症状は少なく、日常生活動作（Activity of Daily Living; ADL）も保たれていることが多いため、希望をかなえるためにはこの期間を有効に利用する必要があります。希望をかなえようとして皆で努力する過程は楽しいものですが、「楽しいと思える時間を増やすことで免疫力が高まり、がんに対する治療効果も期待できます」と話すことが、がん患者の新たな希望となります。

　"希望"とは「自分にとって意味のある実現可能な願いを、かなえようとして行動すること」であり、実現不可能な"夢"や受動的に待ち受ける"期待"とは区別する必要があります。希望は、「あなたの希望は何ですか？」と訊くのではなく、患者の語りの中からチームで聴き出すことが大切です。つまり何気ない日常会話の中に埋もれていて本人も気づいていない希望を、多職種で折に触れて小まめに拾い上げる努力が必要になります。一人の医療者では十分な対話の時間が取れないとしても、「患者の語りを真摯に聴き、対話の内容をチームで共有することが大切である」という共通認識の下に、聴き手を増やして対話時間を多くとることがケアになるのです。医療者は、ついつい「生命」に関する話題をAskしてしまいがちですが、希望を聴き出す人生会議のためには

希望を引き出すための対話の内容

まずは、世間話ができる関係性を作ること
楽しく語ってもらうには、面白がって聴くこと

生　活	人　生	生き甲斐
・平日の過ごし方	・ライフレビュー	・使命、天職
・休日の過ごし方	・家族、友人関係	・大切なもの
・自分の好き嫌い	・社会貢献	・やり遂げたいこと
・仕事、家事	・楽しかった経験	・伝えたいこと
・趣味、娯楽	・苦労話	・慰め、癒し、信仰
・社会活動　など	・死の話題　など	・人間関係　など

患者のストレングス（希望、支え、癒し）を一緒に探す
"生命会議"ではなく、生活や人生、生き甲斐に関する人生会議を行う

【図3】

「生活」や「人生」、「生きがい」に関する話題（図3）を投げかけて Listen し、対話することが大切です。ACP を、つらい意思決定のための修行的行為ではなく、患者にとっての希望的作業にしていくわけです。

　困難に対する対処法としては、自分でできることは「自分でする」、人に頼めば何とかなることは「人に頼る」、人間の力を超えたことは「神仏に祈る」の3つがあるので、これらを過去と現在、未来の時間軸別に分けた9分割表を作って、いま「できること」の中からここで「したいこと」を見いだすようにします。こうして「いま自分でするべきこと」と「いま人に頼るべきこと」が"メタ認知（自分自身を客観的に認知する能力）"できれば、希望がかなう可能性が高まるわけです[5]。「あきらめる」というのは「明らかに見る」から転じた仏教用語ですが、「現状をメタ認知して、自分ではできないことと自分のすべきことを明らかにし、なすべきことを能動的に行う」という積極的な行為を意味しています。つまり苦悩をトリアージして、自分ではできないことは頼るなり祈るなりしながら、「過去は歴史 history、未来は謎 mystery、現在は"贈り

もの present"」ということを肝に銘じて、いま自分でできることに能力や資源、時間を集中してチャレンジを繰り返すわけです。人がもっとも輝くのは、希望に向かってチャレンジしているときなので、たとえ結果的に希望がかなわなかったとしても、自分の希望をかなえようと皆が力を合わせて努力してくれることが、患者にとっての"最高の希望"となります[5]。

応用的ACP：死の対話

　死の対話（End of Life Discussion）は人生の"Goal（目標／死）"を意識しながら"いま"をどう生きるかを考えるための話し合いで、終活は自分の人生をメタ認知して、いまをより良く自分らしく生きるための活動です。「人は、生きてきたように死んでいく」といわれますが、死に様が見えれば生き様が決まってきます。率直な死の対話を行うことで、口に出すのもはばかられる話題であった"死"への態度が、「いつ死んでも悔いのないような生き方をしよう」という前向きの姿勢に変わり、眠っていたその人本来の実力が発揮されて、限られた時間の中で人間的に成長されること（Post-Traumatic Growth; PTG）もしばしば経験されます。

　人生会議で患者と実りある対話を進めるためには、医療者自身の自己開示も必要となりますが、実は「死＝敗北」というような医学教育を受けている医療者自身が、一番死を恐れているのかもしれません。実際、自分の人生観や死生観を他人に語ったことのある医療者は少ないのが現状です。そこでわれわれは、2020年2月にACPに興味を持つ五十数名の医療者を集めて『医療者のための人生会議』という死の対話を目的とした研修会を開催しました。参加者は7割以上が臨床経験10年以上のベテラン医療者でしたが、自分の死について他者に語ったことのある方は半数でした。研修後のアンケートでは、「他者の貴重な人生観や死生観を聴くことができて、とても有意義だった」とか「自分の話を聴いてもらえて、自分自身が癒やされた」、「死を考えることは、生を考えることにつながると思った」などと死の対話の意義を前向きに捉えた意見が多くみられ、研修会がひとつのエンカウンターグループ（個人の成長や対人関係の改善のためのグループ療法）として機能していたようでした。このような医療者

対象の死の対話研修を行うことにより、死の話題が臨床現場のタブーではなくなって、患者との忌憚のない人生会議が行えるようになるのではないかと思います。

　応用的ACPの話を切り出すきっかけとしては、患者側と医療者側それぞれに端緒となるイベントがあります（図4）。厳しい病状や不良な予後の告知などは、応用的ACPを開始する好機にはなるのですが、抗がん治療の効果が乏しくなってきたがん患者に対して人生を左右するような重い情報を伝えなければならないがん治療医も大きなストレスを感じています。終末期のがん診療では「もし悪化したらどうするのか」という話題になりがちなので、患者や家族にとっても考えたくないテーマが多くなってしまいます。「応用的ACPは、前向きの話題が乏しい患者にとっては侵襲的である」ことに留意して接することが必要です。普段から「何がつらいですか？」と「何がしたいですか？」という話題を話しあって、弱音を吐ける信頼関係が築けていると、もしもの話は患者の方から切り出してこられます。それはダイレクトな表現ではなく、「自

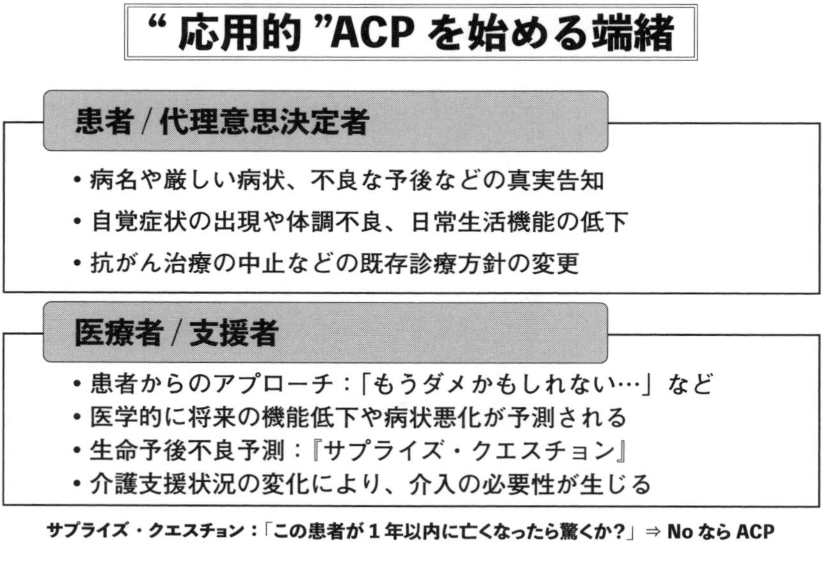

“応用的”ACP を始める端緒

患者 / 代理意思決定者

- 病名や厳しい病状、不良な予後などの真実告知
- 自覚症状の出現や体調不良、日常生活機能の低下
- 抗がん治療の中止などの既存診療方針の変更

医療者 / 支援者

- 患者からのアプローチ：「もうダメかもしれない…」など
- 医学的に将来の機能低下や病状悪化が予測される
- 生命予後不良予測：『サプライズ・クエスチョン』
- 介護支援状況の変化により、介入の必要性が生じる

サプライズ・クエスチョン：「この患者が1年以内に亡くなったら驚くか？」⇒ No なら ACP

【図4】

分は、もうダメかもしれない……」というような比喩的な表現の場合もありますが、それを端緒として忌憚のない死の対話を始めることができれば、事前指示書の話は"良き死 Good Death"を実現するための実務的な相談になってしまうのです。

　がん患者とがん治療医が、互いの心理的危機を回避するために、予後や終末期医療の話をせずに抗がん治療のことばかりを話題にするような関係性は"馴れ合い collusion"と呼ばれ、ACP を進めるうえで大きな障害となります。この馴れ合いを避けるためには、がん治療医自身が馴れ合いを意識しながら ACP を行っていく方法があります。抗がん治療の中止を伝える際には、①「より良い人生を歩むためには、抗がん治療の継続は益よりも害の方が大きい」ことを話し、②「もうできることはない」と伝えるのではなく、「苦痛を緩和する治療やケアをこれからも続けていく」ことを強調する必要があります[8]。医師向けの ACP 研修会で「もしもの話」の切り出し方を伝授されるのも、がん治療医自身が ACP を行うためのスキルを磨くことが目的です。ただ患者の立場で考えれば、「自分が生命を託しているがん治療医からは、「もしも治せないときには……」という話は聴きたくない」と感じておられる方も多いのです。

　もうひとつの馴れ合いを打破する方法は、トリートメント・ブローカー（treatment broker）と呼ばれる第三者が患者とがん治療医の関係をチームでサポートしていく支援法です[8]。トリートメント・ブローカーとしては、緩和ケアチームや在宅医療介護チームが適任と思われます。「治そうとして一生懸命頑張ってくれている主治医の先生には、弱音は吐きにくい」といわれる患者は、数多くおられます。日頃より症状を緩和しながら患者の弱音を聴き続ける支援チームがいれば、もしもの話を切り出すことも可能となります。つまり抗がん治療を担う主治医と弱音を聴き続ける援助者が、チームを組むことが必要なのです。支援チームは、患者自身の病状認識を確認し、何を希望されているのかを引き出す努力を続けます。抗がん治療の継続を希望する患者の背景には、死への恐怖があるのかもしれませんし、やっておきたいことをお持ちなのかもしれません。そのつらい気持ちをくみ取りながら、「抗がん治療が必ずしも延命に結びつかず、場合によってはかえって命を縮めてしまう」という医学情報を共有し、残された選択肢の中で何が可能かを一緒に考えます。「自分は、身体に抗癌剤を入れるために生まれてきたのではない」という点に気づいてもらえ

れば、人生の目的や残された時間の有効利用に目が向くようになります。「抗がん治療をするか否か」という視点から、「何のために治療を受けたいのか」という本質的な問題に関心を移して（リフレーミング）もらえるような支援を続けます。症状を緩和しながら患者の希望をチームでかなえる努力を続けることで、抗がん治療以外にも生きる意味を見出せる患者／家族ケアが可能となり、がん治療医のストレスを軽減するスタッフケアにもなるわけです。

　患者と死の対話を重ねてみると、死への恐怖としては①死ぬまで苦しむのではないかという「苦痛」と、②１人で死んでいくのは怖いという「孤独」、③やり残したことがあるため未だ死ねないという「人生未完」、④死んだ後どうなるのかわからないという「死後の不安」、の４つにほぼ集約されます。救命の困難な疾患の終末期において「積極的な延命治療」を望まれる理由は、たいていが人生未完か死後の不安ですので、対話の中でそれらの苦悩が緩和されて「残された時間を大切に、自分らしく生きる」という方向に生き方が変われば、無理な心肺蘇生術にこだわる理由がなくなり、「無理な延命ではなく、苦痛のない最期にして欲しい」と患者の方から望まれるようになります。苦痛の軽減は緩和ケアを早期から導入することで可能であり、孤独や人生未完もACPを早期から行うことで対処できるので、最期まで残るのは死後の不安ということになります。

　「人は死んだらどうなるのか」ということは、科学的には証明できない哲学的な命題ですので、各自がいまの自分にとって有意義な死生観を確立することが必要です。患者と死生観の対話をしてみると、①死ねばそれで何もなくなるという「虚無」、②生まれ変わって別の生を生きるという「転生」、③大いなるものと一体化していくという「統合」、④ご先祖様として子孫を見守るという「継承」の４類型におおむね分かれるように思います。宗教の大切な役割のひとつは死の恐怖の軽減であり、②③④あたりは仏教やキリスト教、神道などに影響された死生観かと思われます。どのような死生観をもつことも個人の自由なのですが、虚無的な死生観では死の恐怖を乗り越えることは難しいようです。死によってBodyとMindは消滅してしまうものの、Spiritは親しい人々のこころの中に残り続けます。したがって「自分は、死後にどんな姿で愛する人の中に残りたいのか」をつねに意識しながら、いまを生きることが大切かと思います。

ACPと在宅ケア、施設ケア

　在宅ケアとは、入院や通院が困難な患者に対して、医師や医療介護スタッフが定期的に患者の住居を訪問して医療介護サービスを提供するものです。ADLが低下している時期ですので、在宅ケアに至るまでに患者や家族は様々な意思決定を迫られた経験をもっておられますが、あふれる情報を取捨選択できずになかなか意思決定できないケースもあります。急性期病院の入院期間短縮の影響で、病院では十分な対話の時間が取れないまま外来移行してくる患者も多くなっています。病院の医療者は医療にまつわる医学的な話は得意なのですが、人生会議のような哲学的な対話は苦手とする人が多く、ACPを在宅スタッフに丸投げする例も増えているのです。在宅ケアにかかわる医療介護者は、症状の緩和以外にもACPを意識した意思決定支援を日頃より行っておられますが、在宅ケアに移ってからの生命予後が短い例が多いため、なるべく早い時期からの在宅移行を希望されています。自宅はホームで病院のようなアウェイではなく、患者の価値観や人生観を育んできた場ですので、医療的な話ばかりでなく生活や人生に関する個別の対話をしやすい環境にあります。在宅での介護の担い手は家族が主になるため、在宅ケアでは家族にも同席してもらった死の対話や、家族へのケアも重要視されています。

　在宅ケアでは、病院と違って現場に医療者が常駐しているわけではないので、とくに終末期の患者に関しては、DNARなどの急変時の対応の仕方を第一発見者になり得る人々とよく相談しておく必要があります。ちなみに心肺蘇生術を希望されない場合の略語としては、"Do Not Resuscitate; DNR" では「蘇生できるのに、やらない」というニュアンスになるため、最近は "Do Not Attempt Resuscitation; DNAR"（「蘇生できもしないので、しない」）が使われています。ショック状態や心肺停止状態の患者を発見した人は気が動転して、救急車を要請してしまうことが多いのですが、救急要請をするということは心肺蘇生術を行うことを原則的に意味するため、患者の希望に反する蘇生術が行われてしまうことがあります。また心肺停止状態が長いと判断されると救急車には乗せてもらえず、警察の検死を受けることになります。「DNARを希望され

る場合には、急変時にはまず在宅スタッフに連絡すること」を関係者に徹底しておくことが必要なのです。

　施設とは、介護老人福祉施設（特別養護老人ホーム）や介護老人保健施設（老健）などの『入所系サービス』と、有料老人ホームや養護老人ホーム、軽費老人ホーム、認知症高齢者グループホームの『居住系サービス』の両方を指す用語です。最近は独居世帯や老老世帯も増えており、介護力不足で自宅療養が難しいため施設に入所する終末期患者も増加しています。厚労省は、施設看取りを増やすことを目指して2006年から『看取り介護加算』や『ターミナルケア加算』が算定できるようにしたため、施設での死亡割合が増加しています。今後の病院再編で病床数がさらに減少し、超高齢化多死社会が到来する中で、施設看取りはますます増えると予測されています[9]。

　施設看取りでは、医学的知識をもつ看護職と日常のケアを支える介護職が、専門職同士のケアチームを形成する必要があります。医療面での症状緩和は看護職が担い、介護職は生活上の心地よさを提供するのですが、ケアの注意点や観察ポイント、環境コントロールなどの情報をチームとして共有していくことが大切です。経験の浅い介護職員にとっては「死」や「看取り」に対する不安があるため、看取りケアのプロセスに関するスタッフ教育が必須となります。病院死が8割を占める日本の現状では「人は病院のベッドで死ぬものだ」という思い込みがあるため、まずは入院加療によるメリットと日常生活の場を変えることによるデメリットをチームで客観的に評価することが重要です。救命のための集中治療は病院でしかできませんが、看取りケアでは過剰な医療を行わない方がかえって安らかな最期を迎えられるということを実体験してもらいながら、良かった点をフィードバックし、改善点を一緒に話し合うように心がけます。

　施設の入居者は高齢者が大部分で、認知障害も次第に進行してくるため、早い時期から「どう生きたいか、どう逝きたいか」というEOLに関する本人の人生観や価値観、希望を聴き取り、記録に残していくことが大切です。老衰の終末期予測は難しいのですが、摂食量が落ちてきたタイミングで家族と看取りケアの相談をすることになります。「食べないと死んでしまう！」といって終末期患者に無理に食べさせようとする家族も多いのですが、少しでも長生きして欲しいと望む家族の心情をおもんばかりながら、「この時期になると、食べ

ないでいる方がご本人には楽なのです」ということを、過剰輸液による溢水症の苦痛を例に挙げながら説明します。このACPの意思決定の過程で、普段からの本人の言葉が生きてくるわけです。施設ケアでは患者が生命力を使い果たしたときが臨終なので、家族には「最期の瞬間には間に合わないかもしれない」ということと、「臨終に至るまでの患者との関わり方を大切にして欲しい」ということを節目節目で伝えていくようにします。

● ACPと社会支援

　医療や介護は、従来の「病院完結型」から地域全体で患者を支える「地域完結型」に方向性が移行しています。"地域包括ケアシステム"とは、住み慣れた地域で最期まで本人が望む暮らしが実現できるような体制を構築することです。将来を見据えて人生会議を早期から行うことにより、本人の意思が最期まで尊重されやすくなり、家族の心身の負担を軽減する効果も期待されます。人生会議が円滑に行われる地域を作るためには、専門職だけではなく地域住民や行政とも協働していく必要があるのです。

　地域におけるがん患者や地域住民への支援施設としては、全国のがん診療連携拠点病院などに設置されている"がん相談支援センター"があり、がん情報の提供のほか、療養生活や就労の相談、患者サロンやサポートグループ活動の支援などが行われています。がん患者の1/3は就労可能年齢で罹患していますが、勤務者の1/3が退職を余儀なくされているため、ハローワークに専門相談員を配置するなどして、がん治療と就労の両立を支援しています。イギリスにはがん患者や家族、医療者に専門的な支援を無料で提供するマギーズ・キャンサー・ケアリングセンターがありますが、日本でも2016年にがんに影響を受けるすべての人を対象とした、病院外でのがん相談の場であるマギーズ東京がオープンしました。金沢にも、元ちゃんハウスというがん患者の支援施設があります。

　人生会議のための啓発教育（デス・エデュケーション）としては、厚労省や各自治体がホームページなどにACP普及啓発のためのリーフレットやエンディング・ノートなどを載せているほか、ACPの講演会や終活講座などが各

地で開かれています。一般社団法人 iACP は、米国で開発された「GO WISH GAME」を原版とする「もしバナゲーム」を使ったセミナーやワークショップを行って ACP の普及を図っています。ピア・サポートのための組織としては、がん診療連携拠点病院などの患者サロンやホスピスの遺族会などのほか、全国に一般社団法人がん哲学外来のメディカル・カフェが開設されて交流の場が広がっています。ボランティア活動としては、各地のがん拠点病院やホスピスでの院内案内や移動介助、環境整備、会話、喫茶、図書、縫製、園芸、音楽、マッサージ、ヨガ、季節行事などのサービスが提供されています。がん患者や家族に対するチャリティ活動としては、公益財団法人日本対がん協会によるリレー・フォー・ライフや、小児がんに対するゴールドリボン、レモネードスタンドなどがあります。

非がん疾患のACP

　慢性心不全は、増悪と寛解を繰り返しながら病状が徐々に進行し、ADL が低下していきますが、急性増悪時に突然死されることも珍しくないため、がんに比べて予後予測が難しい病態です。死を覚悟する機会を逸したまま、患者の意思決定能力が低下した時点で ACP が開始されて、支援に難渋するケースも多々あります。80 歳代以上で心原性心肺停止に陥ると、1ヶ月後の社会復帰率は数％以下とされるため、早期からの ACP 開始が望まれますが、そのきっかけ作りには苦労します。アメリカ心臓協会は、循環器領域の ACP について以下の①〜④の段階を踏んで行うことを提唱しています；①参加者を決め環境を設定する、②患者や家族が知っていること、知りたいことを確認する、③患者の意向を確認し、目標を定める、④患者／家族とともに、目標のための治療方針を定める。とくに循環器疾患では、急に病状が悪化した際にどこまでの治療を施すのかをあらかじめ患者／家族や医療チームで相談しておくことが勧められています [1]。

　非がん性呼吸器疾患も急性増悪を繰り返しながら徐々に ADL が低下するため、予後予測が難しいケースが多くなります。慢性の経過をたどるため患者／家族が意思決定支援の必要性に自然に気づくことは少なく、医療者側から率直

にEOLの対話を始めることが必要です。急性増悪を乗り切って呼吸困難が改善した時期や、フレイルが進行してADLが低下した時期などが、ACP開始の好機となります。呼吸器疾患ではCO_2ナルコーシスのような可逆性のある意思決定能力の低下例がみられ、医学的に回復する可能性もあるため、本人の意思と医学的判断のどちらを優先すべきかを悩む例もあります。基本的な考え方としては、熟慮のすえに本人が明確に意思表示したのであれば、本人の意思を尊重すべきです。ただ本人がして欲しい治療であっても医学的に無益であれば、本人の意思は必ずしも尊重されません。本人の意思がわからない場合や、治療の可否が判断できない場合には、期間限定の治療的トライアルを行うこともあります[10]。

　認知症では、認知力が障害されて物事を判断する能力や自分の意思を正しく伝える能力も低下するため、発症早期からのACPの実施が望まれます。ただ認知症の症状だけでなく、認知症患者の周辺状況も時とともに変化するため、繰り返し「本人にとっての最善」をチームで検討する必要があります。認知症者は「記憶の障害者」であり、本人の人格や意思決定能力がすべて失われているわけではないので、本人の意思表明を支援する努力も継続することが大切です[1]。

　神経難病は、筋萎縮性側索硬化症ALSや多発性硬化症、脊髄小脳変性症、筋ジストロフィーなどのADLが不可逆的に障害される難治性疾患群です。代表疾患であるALSでは、呼吸筋麻痺が起こるため、人工呼吸器を用いなければ患者の8割は発症後5年以内に死に至るとされています。緩徐進行性で予後予測が困難かつ不確実であり、医療介護依存度が高いという特性があり、ADLの低下で自律性が損なわれてスピリチュアルペインをきたしやすくなります。患者/家族は、病状の進行に合わせて節目節目で意思決定を迫られますが、とくに人工呼吸器を装着するか否かの決定は大きな葛藤をともなうため、十分な情報提供と対話、情緒的支援が必要です。難病患者等居宅生活支援事業により、ヘルパーや短期入所、日常生活用具レンタルなどの福祉サービスが利用できるようになっていますが、地域格差が大きいのが問題です。介護負担の大きい同居家族への社会的・精神的ケアも重要になります[1]。

　慢性腎不全に伴う透析患者は、1回数時間×週3回の透析療法を死ぬまで続けねばならず、非透析日にも水分や食事の自己管理が必要であり、ストレスの

多い毎日を過ごすことになります。本人と家族の納得のうえで透析療法を導入することが大切なので、自己管理と生きがいの折り合いをつける ACP のプロセスが必須です。透析開始後は、患者は週 3 回同じ病院に通院することになるので、病院スタッフが透析の効果だけでなくその人のより良い生き方や価値感に思いを向けることによって、患者 / 家族にとって本当に恩恵をもたらす ACP につなげていく努力が必要となります[1]。

　周産期は、新しい生命が誕生する希望の時期ですが、母子の生命が危険にさらされる期間でもあります。また人工妊娠中絶や流早産、死産、先天異常児、低出生体重児などで、母子や家族がつらい意思決定を迫られる場面も多く、ACP の必要性が高い領域です。出産の高齢化により出生前診断も急速に普及してきましたが、確定検査ではないため陽性判定が出れば侵襲的検査を追加する必要があり、陽性が確定すれば妊娠を継続するか否かの決断を迫られます。周産期の胎児死亡でも、自責の念を抱きやすい母への悲嘆ケアが問題となります[1]。

医療者にとってのACPとスピリチュアルケア

　医療者にとって ACP が難しいのは、問題点を挙げてアセスメントしマネジメントする問題解決モデルから、寄り添いと傾聴を中心とするスピリチュアルケアへと、患者への対処法を転換する必要があるためです。医療者は "Ask（問診）" ⇒ "Doing（マネジメント）" という医療的介入を教え込まれているのですが、ACP の実践には "Being（寄り添い）" ⇒ "Listen（受容的傾聴）" というスピリチュアルケアが必須となるのです。

　スピリチュアルペインの定義はいろいろ提唱されていますが、医療者にとってわかりやすいのは「生きる意味の喪失 and/or 関係性の障害」という定義かと思われます[11]。生きる意味を見失ったり、関係性が損なわれた苦悩者に対して、苦悩の語りを聴きながら寄り添い、生きる意味の再構築を支援することがスピリチュアルケアとなるわけです。医療者が行うスピリチュアルケアでは、援助的コミュニケーションを用いながら相互に信頼できる人間関係（ラポール）を構築することになりますが、神仏などの絶対的他者との関係性を仲介するの

が宗教的ケアということになります。欧米では緩和ケア施設認定の際にはチャプレンを配置しておくことが必須要件となっていますが、日本の医療施設では布教活動への懸念から、宗教者を正規職員として採用しているのはおもに一部の宗教系病院に限られています。しかし、公共空間での布教活動を行わない臨床宗教師の活動が広く社会的に認知されれば、医療施設での宗教的ケアも患者の希望に添って行われるようになるかもしれません。

　医療者によるスピリチュアルケアの最大の問題点は、問題解決モデルを用いてスピリチュアルペインを取り去ろうとしてしまうことです。スピリチュアルペインの答えは苦悩者自身の中にある[12]ので、スピリチュアルペインを受容的に聴きながら生きる意味を一緒に考えることがスピリチュアルケアとなります[13]。受容的に聴いてもらえると苦悩者は、傾聴者にわかってもらえるように語ろうとして自分自身を客観視（メタ認知）することになります（"ナラティブ・アプローチ"）。第3者的に自分自身を俯瞰するメタ認知ができれば、苦悩の答えを自分自身で見つけ出すことも可能となります[13]。こうしたメタ認知のための方策として、二千数百年前から仏教では瞑想が用いられています[12]。

　グリーフケア（悲嘆ケア）は、喪失体験にともなう悲嘆反応をサポートするためのスピリチュアルケアで、すべての悲嘆者を対象とした支援となります。喪失対象としては、人物以外にも所有物や環境、身体、目標、自己イメージなどがあり、死別悲嘆に対する遺族ケアだけに限定されません。悲嘆反応は、喪失による悲しみや孤独、絶望、自責、罪障、不安、恐怖などの感情によって起こる心因反応で、時間が経てば自然に癒える受動的なプロセス（"段階モデル"）というよりも、悲嘆者が課題に主体的に取り組んで自主的に完了へと導く能動的な過程（"課題モデル"）であると考えられています（J.W.Worden, 2008）[14]。課題モデルでは、①喪失の事実を受容する、②悲嘆の苦痛を否定せずに、感情を表出する、③新しい環境に順応する、④喪失に新たな意味づけを与える、という4つの課題を悲嘆者が自分でクリアしていくことになりますが、援助者の支援があれば克服がしやすくなります。グリーフケアでは、まず現在の苦悩が喪失からくるものであることを認識してもらい、それにともなう陰性感情を秘匿することなく吐き出してもらうことが大切です。パンドラの箱を開けるように、感情を出し切った後には希望が見えてきます。ついで新しい環境に少しずつ馴染んでもらいながら、つらい喪失体験に対しての有意義な意味づけを一緒

に探していくのです。出来事と感情・行動の間には、苦悩者本人の意味づけがあります。出来事を変えることはできませんが、意味づけを変えることは可能であり、意味づけが変われば感情や行動も変化します（"認知理論"）。つまり自分の人生はつらい運命や他人が決めているのではなく、苦悩の元になっている出来事に対する自分自身の意味づけが決めているのです。私は、消化器内科医であった研修医時代に母を胃癌で亡くしました。その当時可能であった治療はすべて試しましたが結局救命することはできず、「自分の母親すら助けられないのに、医師を続けて良いのか」と２年間ほど思い悩みました。そこで支えになってくれたのが、私を慕ってくれる患者さんたちでした。救いを求めていろいろな本を読む中で、「人生の中で起こることには、すべて意味がある」という言葉に出会いました。そこで母の死の意味を考え直し、「母は自分の生命と引き換えに、私に医者として一番大切なことは何かということを教えてくれたのではないか」という意味づけに思い至りました。そう思えてからは自分の進むべき道が見えた気がして、母の享年の51歳で緩和ケア医に転身し今に至ります。

　人生の中では、自分が望んでいない出来事や嫌いな人と一緒に過ごすことなどの苦悩に対して、どのようにして意味を見出していくかが問題となります。がんに罹患した苦難も「普段は意識していなかった"限りある人生（時間）"というものを強く意識させてもらった」と意味づけることにより、「"何となく生きてきた人生"から、"限りある時間を精一杯生き抜く人生"に転換できるきっかけを得た」と考え直すこともできます。"大嫌いな人（人生の悪役）"も"マイナスの恩人"と捉えることにより、新たな気づきや学びにつながっていくかもしれません。「ユーモアとは、にもかかわらず笑うこと」というドイツの諺がありますが、ユーモアは自分自身をメタ認知して苦難を笑いに転換することなので、ユーモアも苦難を乗り越えるひとつの手段となります。スピリチュアルケアを専門とするスピリチュアルケア師や臨床宗教師と上手くコンタクトをとりながら、スピリチュアルペインへの対処法を相談したり、スタッフケアやセルフケアを依頼することができれば、QOL の向上が期待できます。

ACPとスタッフケア、ケアラーのセルフケア

　終末期患者とのかかわりで医療従事者は、患者の生命を救えないことに対しての罪悪感や無力感、不全感、焦燥感、葛藤、などを経験しています。患者や家族がもつスピリチュアルペインや不信感、不安、抑うつ、不確かさ、ジレンマなどに、対応しなければならない困難さもあります。こうしたケアを提供することにともなうストレスや喪失体験に加えて、患者／家族の喪失体験や従事者自身の過去の悲嘆反応が覆い重なるため、“バーンアウト（燃え尽き症候群）”を起こしやすくなっています。ケア従事者こそが、もっとも「ケアされること（スタッフケア）」を必要としているのです。

　バーンアウトは、過度で持続的なストレスに対処しきれずにストレス反応が累積し、意欲が急激に減少して、心身に種々の症状をきたすもので、「理想に燃え、使命感にあふれた人を襲う病」なのです。概念的には、「情緒的消耗感」や「脱人格化」、「個人的達成感の低下」などが特徴とされています[15]。情緒を安定した状態に保つことは、さまざまな感性や知性、感情を行使するうえで重要です。バーンアウトがヒューマンサービス特有の職務ストレスと考えられてきたのは、サービスをやりとりする関係の中で多大な情緒的資源が消耗されるからです。情緒的消耗感は「仕事を通じて情緒的に力を出しつくし、消耗してしまった状態」と定義されており、バーンアウトの中核症状とされています。対人援助職にとって重要な特性である「ひたむきさ」や「他人と深く関わろうとする姿勢」が、バーンアウト発症の個人的要因となってしまうのです。際限なく繰り返される患者からの要求と慢性的な人材不足の環境下で、ひたむきに患者との深い関わりを保ち続けている医療者が、極度の消耗をへてバーンアウトに陥るわけです。職務上の役割にともなうクライエントからの反応（時として苦情や攻撃）を自分個人の人格に向けられたものととらえて思い悩んでしまう人は、クライエントとの関係に伴う情緒的負担感に耐え切れず、感情そのものを感じなくなってしまってバーンアウトします。脱人格化とは「クライエントに対する無情で非人間的な対応」と定義されていて、患者の人格を無視した思いやりのない紋切り型の対応を意味します。情緒的資源を使い果たして

しまった医療者が、患者と距離をおいて患者との関係を業務と割り切り、さらなる情緒的資源の消耗を防ごうとしている防衛機制の一種と考えられています。ケアが機械的かつ表面的となり、患者の死後に湧き上がる感情すら欠如してしまって、全人的なケアができなくなる状態です。患者が理解できないような難解な医学用語を振りかざしたりするのも、患者との煩わしい接触を避けるためだとすれば、脱人格化のあらわれといえます。対人援助職は、人が相手の仕事だけに成果は見えにくく、達成感を得にくい職務です。個人的達成感とは「ヒューマンサービスの職務にかかわる有能感や達成感」と定義されています。成果の急激な落ち込みとそれにともなう有能感や達成感の低下は、専門職としての挫折感や自己概念の低下をもたらし、離職率が増加するのみならず、同僚にも伝染して患者に不利益をもたらすので、組織的に対処すべきとされています[16]。

　組織対応としては、労働量だけではなく、労働の質の管理もバーンアウトを抑止する上で重要となってきます。自らの意志で仕事のスケジュールや方法を決定できる程度を「自律性」といいますが、自律性のない職場では、仮にその仕事をやり遂げたとしても、充実感よりも押しつけられた徒労感が残るだけという場合も少なくありません。「管理者の決定を伝達されるだけ、命令を受けるだけ」といった一方的なコミュニケーションの流れが、スタッフのストレスと密接にかかわっています。そういう職場では多忙であったり過重な負担があっても、自分の力では軽減したり解消したりすることが難しくなります。仕事の進め方に裁量の余地が少なく、過重な負担が存在する職場では、バーンアウトとともに、他のストレス性疾患の発症するリスクも急速に高まるといわれています。対策としては個々のスタッフの役割分担を明確にすることで、特定の個人に仕事が集中するのを防ぐことができ、目標をある程度限定することで達成感を感じやすくすることができます。デス・カンファレンスなどの職場内カンファレンスでは、受容的な雰囲気の中で担当スタッフの語りに耳を傾け、努力をねぎらい、成果を認めることで、エンカウンターグループとして機能させていくことが大切です。職業人は個々の職場にある職業規範にそって、自らに期待される役割を遂行します。役割があいまいな状況とは、自分の仕事の目的が明確でなかったり、自分の責任のおよぶ範囲がわからなかったりなど、自分は何をどこまでやることが期待されているのかがはっきりとしない状況で

す。バーンアウトに陥らないためには「自分自身と職務上の役割とをはっきり分ける」ことが必要なのです。「仕事の中の幸福」を感じ続けるためには、仕事の中にのみ幸福を求めすぎないこと、私生活も大切にすべきだということを、バーンアウトという現象は教えてくれているのです[16]。

医療現場には患者からの要求に誠実に対応しなければならないという医療倫理観が強く存在しますが、患者の要求と医師の指示との狭間で経験する役割葛藤は、看護師にとっての大きなストレス源となっています。こうしたスタッフ間の信念（解釈モデル）対立も、バーンアウトの一因となっています。信念対立に対しては、各自が自分の信念をひとまず横において状況を客観視し（メタ認知）、相手の言動の基になる背景に思いをはせ（心情推察）、チームの共通目標は何かということをともに考えて（本質看取）、患者にとってよりよい方策は何かということを話し合って実行することが大切です。

セルフケアとしては、まずはストレスに気づいて、意欲の減退や身体症状がバーンアウトの徴候だと認識し、自分に合う気分転換法（ストレスコーピング）を積極的に生活に取り入れることが必要です。バーンアウトはなかなか自覚することが難しいので、家族や職場のスタッフの助言が重要になります。時間的にも心理的・物理的にも、オン／オフを明確にして、一時的に職場から距離をとることも大事です。あまりに現実とかけ離れた理想をもつことは、バーンアウトの初期段階にあるといえます。完全無欠の医療人などは存在しないので、完璧を求めすぎないようにすべきです。人生経験が豊かになるほどストレスに対する計画的で適応的な対処行動がとれるようになるので、読書や観劇、映画鑑賞、旅行、異文化交流などによって、自分の価値観や人生観、死生観を育むことも有用です。ユーモアや笑いにも免疫力を高める効果があり、自己や他者を励まし受容して、心を落ち着かせることを目的として表出される支援的ユーモア志向が、バーンアウトの予防に効果があるとされています。情緒的な支援者を得て、自分の感情を語り合い共有することも有益ですので、家族や親友、精神科医、心療内科医、リエゾン精神看護専門看護師、公認心理師、臨床心理士、カウンセラー、スピリチュアルケア師、臨床宗教師などとの心理的交流も大切にしたいところです。マインドフルネス瞑想なども、呼吸を意識することで自分の心を見つめ直すことができるため、いまの自分や周囲の状況をメタ認知する効果が期待できます。仕事と生活のバランスを見直して、自分の人生の

中で何を大切にすべきかを考え、改めるべきところを改善する作業が大切なのです。

参考文献

1) 角田ますみ『患者・家族に寄り添うアドバンス・ケア・プランニング』メヂカルフレンド社、2019年、2-140頁。
2) 木澤義之「ACPの基本的な考え方とガイドライン解説」『看護』71(8)、日本看護協会出版会、2019年、8-14頁。
3) 阿部泰之「アドバンス・ケア・プランニング―現在までの知見とこれからの方向性」『緩和ケア』25(3)、青海社、2015年、178-182頁。
4) Connors Jr AF, et al: A controlled trial to improve care for seriously ill hospitalized patients. The study to understand prognoses and preferences for outcomes and risks of treatments (SUPPORT). JAMA 1995; 274: 1591-8.
5) 梶山 徹「進化する緩和ケア 苦痛緩和と希望実現」『日本臨床内科医会会誌』33、2018年、34-38頁。
6) 長江弘子『看護実践にいかすエンド・オブ・ライフケア（第2版)』日本看護協会出版会、2018年、2-17頁。
7) 安保寛明『コンコーダンス―患者の気持ちに寄り添うためのスキル21』医学書院、2010年、2-21頁。
8) 西 智宏「腫瘍内科・緩和ケア外来から始める場合のACP」『治療』99(6)、南山堂、2017年、749-753頁。
9) 福井小紀子「施設看取りが推進される政策動向」『訪問看護と介護』25(1)、医学書院、2020年、12-19頁。
10) 西川満則『非がん性呼吸器疾患の緩和ケア』南山堂、2017年、198-205頁。
11) 藤井美和『死生学とQOL』関西学院大学研修叢書、2015年、68-74頁。
12) 大下大圓『瞑想力』日本評論社、2019年、119-177頁。
13) 梶山 徹「スピリチュアルケアとは」『臨床栄養』134(6)、医歯薬出版、2019年、744-748頁。
14) 髙橋聡美『グリーフケア 死別による悲嘆の援助』メヂカルフレンド社、2012年、2-48頁。
15) 福宮智子ほか「緩和ケアにおける医療従事者のストレスとその対処」『緩和ケア』22(6)、青海社、2012年、518-521頁。
16) 久保真人「バーンアウト（燃え尽き症候群）―ヒューマンサービス職のストレス」『日本労働研究雑誌』49(1)、労働政策研究・研修機構、2007年、54-64頁。

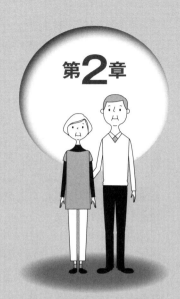

第2章

ACPと
スピリチュアルケア

ACPはだれのため

　2018年厚生労働省がACP（Advance Care Planning アドバンス・ケア・プランニング）を「人生会議」と命名し、その普及を図っています。日本医師会から通達が出て、各地の医師会でもACPに関する研究や研修会が開かれるようになり2019年は、各地でACPの言葉を聞くことになりました。

　その矢先に秋の11月25日に厚生労働省から発表された「ACPポスター」を巡って、ネット上の炎上がおこりました。そのポスターは人生会議の名称を選定する委員でもあったタレントの小籔千豊さんが患者役となって、死に瀕した状態で、大事なことを伝えていなかったと後悔するような場面だったのです。反応ははやく、患者団体や遺族からは「誤解をまねく」、「患者にも家族にも配慮がない」、また卵巣がん患者団体片木美穂さんからは「青ざめた色味や鼻のチューブで、『死』を恐ろしいものとイメージさせていると思いました。病院にも掲示される可能性があると聞き、がんなどで治療を受けている患者さんやご家族が見たら、恐怖心をあおられるのではないか」などと批判や抗議が厚労省に寄せられたのです。それを受けてすぐにポスターの配布は中止され、厚労省医政局在宅医療推進室の島田室長によって「患者団体や有識者からも意見を聴いて作成したが、患者、遺族を傷つけ、丁寧な対応をしておけばよかった」とコメントが出される結果となりました[1]。

　その顛末は、批判をした患者団体やネットに反論が寄せられ「関心がない人たちに「刺さる」ことを優先したのだから当たり前だ」というようなコメントが5万件ほど挙がって、ネット上の炎上になったのです。結果的には関心の薄い若者の目にもふれることになり「一定のPR効果はあった」ともいえるでしょう。しかし本来のACPの概念を正しく理解する必要があります。

　ACPの背景には、終末期医療における「過度な延命治療」への批判がありました。苦しいだけの延命には患者家族のみならず医療者自身も疑問視する声が少なくありませんでした。

　EOL（エンド・オブ・ライフ）ケアが打ち出される中で、従来のAD（Advance Directive アドバンス・ディレクティブ）「事前指示」という医療者中心のあり方

から、もっと患者や家族の意向や希望を重視する方向性が打ち出されてきたのです。

　ACPとは、日本医師会では「将来の変化に備え、将来の医療及びケアについて、患者さんを主体に、そのご家族や近しい人、医療・ケアチームが、繰り返し話し合いを行い、患者さんの意思決定を支援するプロセスのこと」としています[2]。

　緩和ケアの領域では、ACPはむしろ当然のこととして推奨されてきたのですが、一般医療おいてはまだ周知徹底されていないのが現状です。一般人においての理解はまだこれからですが、まして EOL ケアにあたる医療者の理解も不十分であり、現在も各地で ACP の研修が実施されている現状があり、今後も研修は継続されていきます。

　ACP は、緩和ケアやホスピスケアで重視されてきた身体的ケアと心理、スピリチュアルケアが重要視されています。ACP は、患者自身のためであり患者を支える家族、そしてケアにあたる医療者や介護者自身のためのプログラムなのです。

● ACPで話し合うことは

　本書では、ACP に対して、「エンド・オブ・ライフの時期」と、比較的まだ健康体ではあるが、自分の生き死にを「元気なうちに考えておきたい」という2つの理解があります。

　「エンド・オブ・ライフ・ケア」とは 2012 年に千葉大学で定義されました。それは「診断名、健康状態、年齢に関わらず、差し迫った死、あるいはいつかは来る死について考える人が、生が終わる時まで最善の生を生きることができるように支援すること」とあります。またそれは、終末期ケアや緩和ケアの代替え語ではなく、「老いや病いを抱えながら地域社会で生活し続ける人々の暮らし方、家族との関係性や生や死に関する価値観、社会規範や文化とも関連した、新たな生き方の探求であり、新たな医療提供の在り方の創造ともいえる」ともしています[3]。

　また「エンド・オブ・ライフの時期」に限定したものとしては、厚生労働省（神

戸大学作成）の ACP の話し合いの入り口として、「何が大事であるか」という問いかけ文があります[4]。

もし生きることができる時間が限られているとしたら、あなたにとって大切なことはどんなことですか？　以下の中から選んでみて下さい。(複数回答可)
- □　家族や友人のそばにいること
- □　仕事や社会的な役割が続けられること
- □　身の周りのことが自分でできること
- □　できる限りの医療が受けられること
- □　家族の負担にならないこと
- □　痛みや苦しみがないこと
- □　少しでも長く生きること
- □　好きなことができること
- □　ひとりの時間が保てること
- □　自分が経済的に困らないこと
- □　家族が経済的に困らないこと
- □　その他

　さらには、身体が重篤な状況でこのまま「生き続けることが大変かもしれない」と感ずる事例として

「重体や危篤になって目が覚めず、周りに自分の気持ちや考えを伝えられない」
「体の自由がきかない」
「身の回りのことが自分でできない」
「自分で排泄することができない」
「食べたり飲んだりすることができない」
「機械の助けがないと生きられない」(例：人工呼吸器)
「治すことができないつらい痛みが続く」

　そのときに、どういう選択肢をするかということが、ACP で重要な本人の意思を決めるところになります。

「生き続けることは大変かもしれない」と感じる状態になったとしたらどのように過ごしたいと思いますか？　以下の中から選んでみて下さい。

□　① 必要な医療やケアを受けてできるだけ長く生きたい

□　② ①よりは命が短くなる可能性はあるが、今以上の医療やケアは受けたくない

□　③ わからない

　これらのことからも、ACPで重要なことは「意思決定」がもっとも大事なことではなく、そこに至るまでのいろいろな葛藤や苦悶、そして死は避けられないけど「現状での希望を話し合うプロセス」なのです。

　では、人生において大切なこととは何でしょうか？

　本書のタイトルにあるスピリチュアリティを重視した生き方ということになりますが、順をおって理解していきましょう。

● ACPとQOL・QODについて

　第1章で医師である梶山徹氏のACPについての詳しい医学的見解を知ることができました。同時にACPの場面はクライエントだけでなく、ケアラーも大いに悩み、戸惑う現場であるということです。

　何度も繰り返すようですが、ACPは健康な人を対象にしたACPと、残り少ない状況で考えるACPの2つの視点があることです。

　総じて「人は何を大切にして生きるか」という、生命の長さより、質を問うことがおおくなります。

　一般に「生命の質」のことをQOL（Quality of Life）といいます。クオリティは“質”でいいと思いますが、ライフ（life）は「人生、余生、生命、生活」などとさまざまな解釈があります。実は1970年代から生きがいを論ずる用語にQOLという表現が使われていました。QOLは「いかに多く」という量の考え方から「いかによく」という質への転換を示す意味があり、もとは社会経済学の領域で議論された用語だったのです。

　QOLという考え方は、聖書的、神学的起源を文脈として伝統的な西洋倫理観においては、SOL（Sanctity of life 人生の聖性）に対立する概念として出発し

ているともいわれ、2つの視点があって、1つはよりよく生きるための条件がいかに整っているかで、もう1つは現にいかに生きているか、あるいはよく生きているかということです。

　1973年にアメリカのシンクタンクで始まったQOLの研究では、食料、睡眠、住居などはすでにアメリカ社会では確保されているとの判断から、人びとの安寧感（well-being）、生活上の満足感、幸福感としてとらえています。WHOは1997年に、30カ国以上の世界主要地域の協力を得て、QOLを測る基準（WHO-QOL-100）と、そのうち26項目からなる簡略基準（WHOQOL－BREF）をもって、調査しています。その内容は「QOL測定値は24相を含む6領域」で構成されています。

　①身体的健康　活力と疲労、痛みと不快感、睡眠と休養。

　②精神的、身体のイメージと外見　否定的感情、肯定的感情、自尊心、思考、学習、記憶、および集中。

　③自立のレベル　動機、日常生活の活動、医療への依存度、労働能力。

　④社会との関わり　個人的人間関係、ソーシャルサポート、性的活動。

　⑤環境　経済的資源、自由、身体の安全と保安、保健および社会的ケア。

　⑥頻度と質　家庭環境、新しい情報や技術の獲得機会、レクリエーションやレジャーへの参加機会、物理的環境（汚染／騒音／交通／気候）、移動[5]。

　この内容からは、QOLが健康や心理面だけの問題ではなく、生活や生き方、環境、社会に至るまで幅広い概念からの考察が必要であることがわかります。近年、国際社会で人生の幸福について考察する幸福論のことを"well-being studies"と呼ばれて、医療福祉だけでなく、経済学や社会システムの領域で盛んに議論されています。

　国内のスピリチュアリティ研究でも、スピリチュアリティには内的自己と超越的存在との関係といった2つの方向性のある探求であることと、人間のスピリチュアリティの覚醒によって、生涯にわたり成長や変化の機会を得ることができ、こころとからだの相関の中でQOLを高めていくことが可能であるとの指摘もあります[6]。

　このようなQOLに関するさまざまな研究は、保健、医療、福祉、心理の分野で扱われるようになり、特に疾病を抱えた人が、その身体的、精神的状態においてよりよく生きる（well-being）ためのキュア（cure）やケア（care）の全

体に影響を与えているのです。言い換えるならば、スピリチュアリティの中核をなすQOLはQODとの相関、もしくは連続関係にあるといえます。

　QOLに対して、QOD（Quality of Death）とは直訳すれば「死の質」ですが、「尊厳ある死」であり、「佳き死」とか「その人らしい死」ということです。このQODは、1980年代から欧米を中心に議論が始まったといわれていますが、わが国では、「日本尊厳死協会」が1976年から、治る見込みのない病態に陥り、死期が迫ったときに延命治療を断る「リビング・ウイル」（終末期医療における事前指示書）運動を開始し、現在では11万人の会員数を擁しています。同協会の2018年に749人から回答を得た遺族アンケートでは、「本人意思の実現」「家族の迷いを払拭」「医師とのコミュニケーションに役立った」「本人が安心して暮らせた」などに有用性があったことを報告しています[7]。

　世界的にQODの普及や整備についての調査では、過去2回（2010年、2015年）のQODの国別ランキングではイギリスがトップです。その調査内容とは「緩和治療などの理解」「医療従事者の豊富さ」「患者の費用負担」「ケアの質」「地域コミュニティへの参加」です。日本はなんと1回目の2010年は40か国中23位、2回目の2015年は80か国中14位でした[8]。

　QODは、本人の死に対する意識がもっとも重要なことですが、家族やケアスタッフの理解や意識のあり方も重要です。EOLケアの質は、QODを考えるうえでも大切な事柄なのです。

　最近の海外研究では、オーストラリラのケアホームで、居住者の死と死の質に対する専門的な緩和ケアの提供の影響を検討した報告では、「① 1700人のケアホーム居住者のケア死と死の質、②緩和的アプローチを採用するスタッフの能力、事前ケア計画の完了、および弁護士の医療力を評価」について、研究がなされています。10施設の職員の介入調査やカンファレンスで、「職員の自己認識度が高まった」という報告もあります[9]。

ACPとスピリチュアルケア

　筆者がこれまでの30余年の臨床スピリチュアルケアを通じて思うことは、個人の価値観や地域性はあるものの日本人のEOLケアには、家族の意向や思

いが影響することが多いということです。欧米のように個人的価値観を最優先する社会とは異なる心情をもつ日本では、人生の最後をどう過ごすかということを、家族や配偶者を気遣って、本人だけではなかなか決められないという事情もあります。

　家族とのつながりには、法的な関係性だけでなく、情緒的精神的なつながりが大きいものです。生育歴や身体的状況、経済的状況など一様ではなく、特にEOLケアにおいては、それが集約化された形で存在することが多いのです。

　つまり病気になる時点で、仲のよい家族と比較的疎遠な家族関係では、病気になった本人を家族のだれが中心になって、どのようにケアし、どのように関わるかは大きな違いとなるのです。一番大きいのは配偶者同士の関係性です。個人の性格も影響し、本音を語り合える関係性もあれば、なかなか本音を出せずにお互いがギクシャクしているケースも見受けられます。

　あとで詳しく述べますが、患者さんは病気になることによって「日常的」な動作や行動が制約されます。それは言い換えると課題でありニーズ（必要）を提示することになります。

　ACPでは、主に身体的な課題が議論になるのですが、実は患者さんにとっては、日常が脅かされるということは大変な心理的苦痛でもあり、やがて、その先に「死の不安」などがよぎって、その後の心身に起こる変化に慎重になります。死の不安は、生きる意味や存在性を脅かすスピリチュアルな課題となって表出するのです。それらはすべてスピリチュアルな課題であり、スピリチュアルペインなのです。

　スピリチュアルペインは根源的な課題を抱えており、十分なアセスメントや共感理解のうえでケアにあたることが望まれます。そういう人間の心の深いレベルで関わる営みを「スピリチュアルケア（spiritual-care）」といいます。

　ここで、スピリチュアルケアの中核となるスピリチュアリティについて考察を加えたいと思います。

　スピリチュアルはスピリット（spirit）の形容詞で、スピリチュアリティはその名詞形になります。『広辞苑（第6版）』には、“スピリット”は「霊、霊魂、精霊、精神」「気性、気風、意気」と表記され、また“霊”は「肉体に宿り、または肉体を離れて存在すると考えられる精神的実体。たましい。たま」とあります。“たましい”とは「動物の肉体に宿って心のはたらきをつかさどると

考えられるもの」「精神、気力、思慮分別」などとあります。

『仏教語大辞典』には、"霊"とは「神霊または不思議な力をもつもの」とあり、「精神は第六識（唯識論の八識のうち）に該当」としています。仏教心理学である『唯識学』では、この八識は仏性でありアラヤ識という清らかな深層心理領域のことをいいます。

また、スピリットという言葉は、ヘブライ語では「ルアッハ（霊、風、息、空気、そよ風、勇気、機嫌）」、ギリシャ語では「プネウマ（風、息、火、命、魂、目でみえない、物質でない、力強い霊、霊の賜物）」、ラテン語では「スピリタス（spiritus）」といい、同じルーツをもつものです。

スピリチュアルの訳語としては、「霊的、魂的、たましい的、心性的、哲学的、実存的、宗教的、超越的」などさまざまな言葉が充てられて多義的な側面があります。したがって、たとえば病棟のカンファレンスなどで「この患者さんはスピリチュアルペインをもっている」と報告したとしても、具体的にその方が、どんなスピリチュアルな課題や痛みをもっているのか、すぐにはスタッフ間での共通理解にはなりません。患者や家族のスピリチュアルな課題は、まさに多義的な意味合いをもっていますから、その患者に即した具体的で慎重なアセスメントが必要なのです。

WHO（1998）によるとスピリチュアルには「1.人生の意味・目的・成就を見出す欲求。2.生きる希望または意欲の欲求。3.自己、他者、神（超越者）への信念と信仰の欲求」という3つの領域を説明しています[10]。

痛み（pain）という負の部分というより、人間が生きていくうえで欠かせない生きる意味や希望、そして自己以外のおおいなる存在（超越者）への関心があることが強調されます。

EOLケアにおいては、そのような希望や欲求が脅かされて痛みや苦悩につながっていくのです。

このWHOの定義をもとに筆者がスピリチュアリティの概念図を作成したのが図1です[11]。

WHO（1998）で審議されたスピリチュアリティを構成する4領域と18下位項目は次のとおりです。

第1領域〜個人的な人間関係（personal relationship）

　①親切、利己的でない　②周囲の人を受容すること　③許すこと

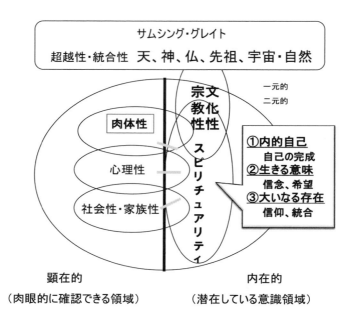

『癒し癒されるスピリチュアルケア』医学書院　大下大圓　2005/2014

【図1】スピリチュアルケア概念図

第2領域〜生きていくうえでの規範（code to live）

　　④生きていくうえでの規範　⑤信念や儀礼を行う自由　⑥信仰

第3領域〜超越性（transcendence）

　　⑦希望・楽観主義　⑧畏敬の念　⑨内的な強さ　⑩人生を自分でコント
　ロールすること　⑪心の平穏・安寧・和　⑫人生の意味　⑬絶対的存在と
　連帯感　⑭統合性・一体感　⑮諦念・愛着　⑯死と死に行くこと　⑰無償
　の愛

第4領域〜特定な宗教に対する信仰（specific religious beliefs）

　　⑱特定の宗教に対する信仰[12]

　これらの議論をふまえて、世界にスピリチュアリティやスピリチュアルケア
の概念が広がっていきました。今や京都大学図書館の論文検索によれば、スピ
リチュアリティやスピリチュアルケア、スピリチュアルヘルスに関する論文は、
300万件を越えてヒットします（3,242,115件：2020年2月1日現在）。スピリチュ

アルケアが叫ばれ始めた 1980 年代に比べると大きな進展です。スピリチュアリティやスピリチュアルケアは、もはや国際社会や人びとの QOL に欠かせないキーワードとなっているのです。

　さまざま論文中のスピリチュアリティの領域を、やや大雑把に 3 つに集約すると、「①生きていくうえで自己を探求し、自己の完成をめざす自己の内面に関すること、②生きる意味を問いかけ、信念や希望などの信条に関すること、③おおいなるもの（宇宙、神、仏、先祖、大自然）との関連性」となります。これらの文脈が多くのスピリチュアルケア理論をはぐくむことになりました。

　国際的にスピリチュアリティネットワークの団体をつくって活動している「国際スピリチュアリスト連盟（International Spiritualist Federation: ISF）では、次の 4 つの項目を共通認識としています。

　①創造的な生命力が存在すること（the existence of a creative life force）

　②私たちは霊的つながりの中にあること（the existence of a spiritual link between all forms of life）

　③個々の魂は死後も存在すること（survival of physical death by the individual spirit）

　④天地間の交信は可能であること（communication between individual human spirits and different levels of life）[13]。

　スピリチュアリティやスピリチュアルケアを大切にしたいと思う人びとは基本的に、世界の平和と安定を希求しつつも、次元を越えた領域にも関心を示し、個々のつながり意識を大切にしようと願っています。

日本のスピリチュアルケアと緩和ケア

　WHO の提案をうけながら、スピリチュアルケアは緩和ケアの領域で積極的に取り入れられて、世界的にその実践にもおおきな弾みが出ています[14]。

　しかし、スピリチュアルケアの根本となるスピリチュアリティについての解釈には、実に多義的な概念があり、とくに「日本人のスピリチュアルケアとはいかにあるべきか」という議論はそんなに時を経ていません。

　筆者が組織の立ち上げから理事をつとめている「日本スピリチュアルケア学

会」は 2008 年に設立され、学際的な視点から日本におけるスピリチュアルケアのあり方を議論し、検討を加えています。その会則「第2条」には、「本会は、すべての人びとがスピリチュアリティを有しているという認識に基づき、スピリチュアルケアの学術的・学際的研究およびその発表と実践とを通して、スピリチュアルケアを含む全人格的なケアが社会のあらゆる場面で実践されるよう推進することを目的とする」として、全人的なケアを緩和ケアだけに特化せず、あらゆる社会の場面で展開できるような人材育成や学術活動を目指しています [15]。

日本スピリチュアルケア学会理事で神道や日本の思想文化に詳しい鎌田は、日本におけるスピリチュアルケアのありようを、「『ナチュラルケア natural care（healing through nature, natural approach to care）ともいうべき自然の力動の感受と深く結びついている」と指摘しています。その理由としては、『万葉集』の時代から「言挙げせず」の風土文化を背景としている日本では、スピリチュアリティの訳語に「霊的」という言葉を充てることには「日本文化バイアス」が考えられるとし、さらにはつながりを表わす「むずび」が『古事記』に示される「神々の自然生成力への畏怖・畏敬の心ばえが『草木国土悉皆成仏』という命題に集約される天台本覚思想なども生み出していく──（中略）──『むずび』の感覚が、『ナチュラルケア』として、日本型『スピリチュアルケア』を包含している」と論述しています [16]。

同学会の副会長でもある窪寺（2019）は、深い臨床経験や多くのスピリチュアリティの論考を研究し、「スピリチュアリティ追求が最も高まるのは、死を意識したとき」という見解があるとして「スピリチュアリティは、人間の最も根本的な要因であり、人間らしさの根本を形成する要因である」としています [17]。

EOL ケアにおいては、特に目の前の人を多元的にとらえ、ケアをどのように展開するかという点では深い配慮が必要となるのです。

わが国ではスピリチュアルケアという言葉は、主に緩和ケアやホスピスの分野で始まりましたが、今日では医療だけでなく、衣食住や経済活動でも重視されるようになりました。

まずは、緩和ケアとスピリチュアルケアの関連について考えてみましょう。

西欧社会では、早くから病院にパストラルケア（pastoral care）をする専門職としてチャプレンが存在していました。多くのチャプレンがホスピスケアと

連動してスピリチュアルケアを担当してきた背景もあります。がんの末期に患者の枕元で対話や祈りによって、その人のスピリチュアリティを支えてきました。そういた活動が緩和ケア（paliative care）の発展にもなったのです。

実は「死」を公然と語ることは世界的にも消極的でした。死を語ることがタブー視され、死の儀礼を簡素化するなどの文化的疎遠を反映して、1960年代になって、あらたに死を問い直す動きがアメリカ、イギリスを中心にはじまりました。それはタナトロジー（thanatology）やデススタディ（death study）の文脈で語られてきました[18]。

仏教系では、1985年に新潟長岡西病院にビハーラ病棟ができて、話題となります。

これらの動きも反映して、厚生労働省では2012年から緩和ケアを推進する施策を打ち出し、2018年の第8回「がん等における緩和ケアの更なる推進に関する検討会」では、緩和ケアの体制づくりや緩和ケアチームのあり方を検討しています。そこでの緩和ケアの概念としてWHO（2002）の定義を引用して「緩和ケアとは、生命を脅かす疾患による問題に直面している患者とその家族に対して、痛みやその他の身体的問題、心理社会的問題、スピリチュアルな問題を早期に発見し、的確なアセスメントと対処（治療・処置）を行うことによって、苦しみを予防し、和らげることで、クオリティ・オブ・ライフ（QOL：生活の質）を改善するアプローチである」としています[19]。

緩和ケアには、身体ケア、心理社会的ケア、スピリチュアルケアの充実が重要であるとの認識が強調されるようになったのです。また世界保健機関の「がんの緩和ケアに関する専門委員会報告」（WHO,1983年）では、「スピリチュアルとは、人間として生きることに関連した経験的一側面であり、身体感覚的な現象を超越して得た体験を表す言葉である。多くの人々にとって、生きていることが持つスピリチュアルな側面には宗教的な因子が含まれているが、スピリチュアルは宗教的とは同じ意味ではない。スピリチュアルな因子は、身体的、心理的、社会的因子を包含した、人間の生の全体像を構成する因子とみることができ、生きている意味や目的についての関心や懸念と関わっている場合が多い」とされています[20]。

このように、スピリチュアルケアは、人間の生の全体像を構成する因子であり、生きている意味や目的についての関心を支えるケアなのです。

わが国において緩和ケア従事者のスピリチュアルケア教育をしている村田は、ハイデッガー（Martin Heidegger）の哲学理論をベースとしながらも、日本人の自我は「無意識的・非言語的連続関係」であるがゆえに、「死にゆくものと生き残るもの」という欧米的二元論を避けて、心のつながりのもとで病気の真実を共有すること」が重要であるとして、終末期医療・福祉業務者の死生観教育が必要であることも強調しています。特にスピリチュアルケアとは「スピリチュアルペインをケアすること」であり、そのスピリチュアルペインは「自己の存在と意味の消滅から生じる苦痛に対するもの」と定義し、理論的哲学的な観点から「Murata 理論」として、医療者からの一定の信頼を集めています[21]。

スピリチュアリティの構造的理解

　日本スピリチュアルケア学会理事長（2020 年 1 月）である高木は、キリスト教シスターとしての信仰背景がありつつ、「カトリック教会内では、スピリチュアリティを語るときには、そこに『神の存在がある』とし、スピリチュアリティは『神に至る道』である」と述べています。
　さらに、スピリチュアリティの内的感性を「いのち」と呼び、「身体的な面」「精神的な面」「社会的な面」の交わるところがスピリチュアリティであるとしています[22]。（図 2）
　この主張は自己概念にあいまいさをもつ日本人にはわかりやすいスピリチュアリティの理解になっています。
　学会内でもスピリチュアリティやスピリチュアルケア、定義やその運用についての議論は毎年深まっています。とりわけ副理事長である窪寺は、早くからスピリチュアルケアに関する先駆的な研究を続けており、わが国におけるパイオニアでもあります。
　窪寺のスピリチュアリティの構造分析は、縦軸を基調とする非常に分かりやすい表現をしています。
　図 3 を参照いただきたい。
　窪寺のスピリチュアリティの分類は「内的自己への関心」と「外的他者への関心」でまとめられています。「内的自己への関心」には「1. 自己の人生への

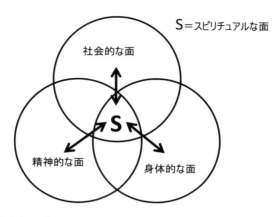

S＝スピリチュアルな面

社会的な面

S

精神的な面

身体的な面

高木慶子「現場から見たパストラルケアとスピリチュアルケア、グリーフケア」『スピリチュアルケア』ビイング・ネット・プレス、2014

【図2】

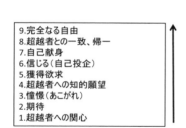

9.完全なる自由
8.超越者との一致、帰一
7.自己献身
6.信じる（自己投企）
5.獲得欲求
4.超越者への知的願望
3.憧憬（あこがれ）
2.期待
1.超越者への関心

発展、変化の度合い

1.自己の人生への関心
2.自己の人生への疑問
3.自己との格闘、苦悩、葛藤
4.自己の生への束縛からの解放、
　願望、期待
5.自己の生の目的、意味、価値への
　疑問、探求
6.真の自己の発見
7.自己の生の承認、受容
8.自己の中に永遠の発見
9.永遠、真理、充実に生きる

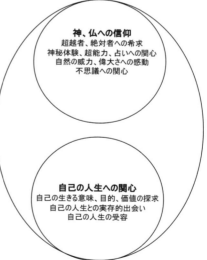

「外的他者（超越者）への関心」

神、仏への信仰
超越者、絶対者への希求
神秘体験、超能力、占いへの関心
自然の威力、偉大さへの感動
不思議への関心

自己の人生への関心
自己の生きる意味、目的、価値の探求
自己の人生との実存的出会い
自己の人生の受容

「内的自己への関心」

窪寺俊之『死とスピリチュアル論考』関西学院大学出版会、2019

【図3】窪寺俊之モデル

関心、2. 自己の人生への疑問、3. 自己との格闘、苦悩、葛藤、4. 自己の生への束縛からの解放、願望、期待、5. 自己の生の目的、意味、価値への疑問、探求、6. 真の自己の発見、7. 自己の生の承認、受容、8. 自己の中に永遠の発見、9. 永遠、真理、充実に生きる」とし、「外的他者への関心」は「1. 超越者への関心、2. 期待、3. 憧憬（あこがれ）、4. 超越者への知的願望、5. 獲得欲求、6. 信じる（自己投企）、7. 自己献身、8. 超越者との一致、帰一、9. 完全なる自由」が説明されています。

　窪寺の宗教的背景にはキリスト教がありますが、特定された神（超越者）というよりは「生きる土台や枠組み」を見出す存在としての関連性を重視しています。

　また「超越的なもの」「究極的なもの」との関連性を樹立する方法には、「新たなスピリチュアルな世界の入り口にたつこと、超越的世界の大きさと神秘なる未知の世界の深さを知ることであり、その中に身をゆだねることである」という態度のありようを明示しています。さらには、この境地の目指す意味は「人間としての有限性や限界に伴う不安や恐れから解放されて、宇宙の一部になることで与えられる安らぎや希望を生身のままで体験すること」であるとしています[23]。

　さらに窪寺は、スピリチュアルケアには、ケア対象者に対するアセスメント（評価）が重要であると説明し、カナダで使用されているスピリチュアルケア・アセスメントの23種（2005年）を検討し、アセスメントの要件は「①簡単②記憶しやすい③必要な情報を得やすい④患者中心⑤専門家に信頼性を保証してもらったもの」であるとしています。また、欧米の緩和医療学のテキスト（C・M・プハルスキー Christina M.Puchalski, 2012）からスピリチュアルケア・アセスメント・ヒストリー法の目的には次の7点が重要であることも述べています。

　①患者にとって、スピリチュアリティがどんな意味があるかを気づかせること。

　②患者自身が信じているものを気づかせること。

　③スピリチュアルな苦痛（無意味、希望）を見つけ出して、スピリチュアルな助け（希望、意味、目的、回復力、スピリチュアルな集団）を見つけること。

　④ケアの専門家が患者を理解して心の行き届いたケアができるようにすること。

　⑤患者が自分の中にある癒しの力を伸ばし受容力を強化できるようにする

こと。

⑥医療の選択に影響を与えるようなスピリチュアル／宗教的な信仰をみつけだ
　すこと。

⑦治療や治療計画に役立つようなスピリチュアルな行為や行事を見つけ出す
　こと[24]。

　一方、仏教徒で大学教員の谷山は、次の図（**図4**）を示しています。谷山も特
定の宗教性を語るのではなく、「わたし」が「現実的次元」「内的次元」「超越的
次元」の三相で説明しています。内的次元は先の窪寺の究極的自己と同じで、「超
越的次元」は「外的他者への関心」と同じと思われますが、苦も楽も負も正も対
極的二元論ではなく、円環を説明して一元的な視点が注目されます。

　具体的には「わたし」と関係する「現実的次元」の①「人」家族・友達・恋
人、⑤「事」環境・芸術、で、「内的次元」では②「去」過去の自分、人生の結果、
③「今」本当の自分、もう一人の自分、④「来」未来の自分、人生課題、があり、
「超越的次元」では⑥「理」心理・宇宙、思想、⑦「神」神・仏、超越者、⑧「祖」
先祖・偉人・物故者」となります。（**図4**）

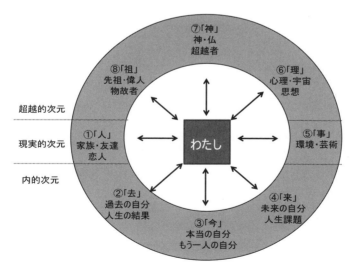

『仏教とスピリチュアルケア』東方出版、2008

【図4】谷山洋三モデル

また谷山は「スピリチュアルケアはスピリチュアリティに対するケアである」という立場をとりながら、仏教の解釈としてスピリチュアルペインを「苦」であるとし、その解釈は「思い通りにいかないこと」であり、その要因として「①自分の人生は思い通りに運ぶという思い込み（渇愛、執着、無明）、②思い通りにいかない出来事に遭遇、③内面におけるスピリチュアルペインの生起、④否認、怒り、抑鬱などによるスピリチュアルペインの表出」があると苦のプロセスを詳しく説明しています[25]。

スピリチュアルケアの2層モデル

　トランスパーソナル心理学では、「魂の危機」をスピリチュアル・エマージェンシー（Spiritual-Emergency）といい、「霊性・精神性の出現」をスピリチュアル・エマージェンス（Spiritual-Emergence）といいます。これは「人間の存在全体に関わる深い心理的変容をもたらす、苦難として体験される決定的な諸段階である」と定義されています。この定義を打ち出した精神科医のスタニスラフ・グロフ（Stanislav Grof）は、スピリチュアル・エマージェンシーは内的体験と外的体験の統合は難しいが、スピリチュアル・エマージェンスは内的体験と外的体験の統合、調和してコントロールが容易であるとして具体的なセラピーワークを開発しています[26]。

　筆者は、これまでのスピリチュアルケアの研究や臨床的ケアの経験から、特にEOLケアにおけるスピリチュアルケアの2層2モデルを提案します。

　それはQOLからQODへ向かう態度や症状によって、クライエントの大きく2つのタイプに対する実践的ケアのあり方を意味します。それは「実存的スピリチュアルケア」と「統合的スピリチュアルケア」です。2層は別々ではなく、相関的にみることが重要です。つまり発病時点から死亡時点までの時間軸の中でクライエントの心理的な面と、より深いスピリットの面に注視していることです。（図5）

　実践の2モデルとは「実存的スピリットに対するケア」と「統合的スピリットに対するケア」です。「実践的スピリット」は、縁生理解からは、「自縁」と「他縁」になり「日常的」、「家族的」、「人道的」なニーズや痛みとなります。その人の

日常部分重視で、毎日の生活や暮らしでもっとも大切にしているものです。た とえば衣食住においては、大切な衣服、特別な時にだけ着る衣服、好きな食べ 物、思い出の食べ物、特別な時に食べるものとその行為（儀式など）です。食 べ物はスピリチュアリティに直結しており、小さいときに母や肉親に特別につ くってもらった食べ物などがあります。生活環境では、大事にしていた空間や そこでの生活の営みを意味します。

　もう一つの「統合的スピリチュアルケア」は、縁生理解では「法縁」になり「根 源的」、「融合的」、「宗教的」なニーズや痛みです。死を意識あるいは覚悟をし たときから深まりをおびていくスピリチュアリティの領域です。実存的スピリ チュアリティから、徐々にいのちの根源的な領域に目覚め、死後への世界も想 定し、ある人は宗教意識を深め、ある人は大いなるいのちとの統合化をめざす スピリチュアリティです。

　図5-1、図5-2にあるように、「エンド・オブ・ライフ・ケアにおけるスピリチュ アルケアの2層2モデル」①と②は、それぞれクライエントのスピリチュアル なタイプ（態度、現状）をアセスメントしたうえで、スピリチュアルケアのモ デルとして提示したものです。

　①は、実存的な面の日常的、家族的、人道的なニーズや痛みが死の直前まで 影響するタイプです。

　このタイプのクライエントには、日常で大事にしていることへのケアが中心 となります。前述のようにまず身体的ケアへの配慮、痛みの軽減、心地よさの 配慮、自己と他者との過去の出来事や関係性への対話的ケアです。来世とか神 仏の話題はあまり表出されず、ひたすら現実面や心理精神的な不安、恐れ、い らだち、怒り、懺悔、回想などへのケアです。ナラティブセラピーに代表され る、言葉や思いの交流が大事です。

　②のタイプへのスピリチュアルケアは、病気のはじめから自己の使命や目的 をある程度自覚し、生活面でも、生死の限界を感じて、生きる意味や来世への 希求を語り合うケアです。それは自己の根源的課題、家族との縁生、人として 最期まで精一杯生き切る姿勢です。そこへのケアはスピリチュアルケア提供者 の能力が試される場面でもあります。瞑想療法などで、内面世界のアプローチ、 音楽や祈りでその人の希求するいのちの根源に向かうサポートです。

　この2つのケアモードはクライエントとの深いコミュニケーションによって

エンド・オブ・ライフ・ケアにおける
スピリチュアルケアの２層２モデル①

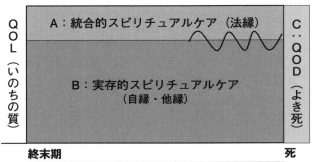

A：統合的スピリチュアルケア
（根源的、融合的、宗教的なニーズや痛み）

B：実存的スピリチュアルケア
（日常的、家族的、人道的なニーズや痛み）

2020、大下大圓

【図 5-1】

エンド・オブ・ライフ・ケアにおける
スピリチュアルケアの２層２モデル②

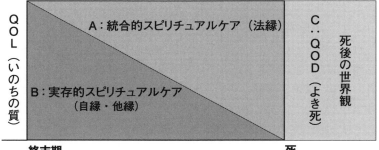

A：統合的スピリチュアルケア
（根源的、融合的、宗教的なニーズや痛み）

B：実存的スピリチュアルケア
（日常的、家族的、人道的なニーズや痛み）

2020、大下大圓

【図 5-2】

達成されます。どの部分から実存的でどの部分から統合的なスピリチュアリティに変化するかという境界を探すのではなく、すべてをあるがまま（マインドフル）受容し、互いに行きつ戻りつ、揺れながらもクライエントに寄り添い、本人の自己治癒力、自己成長力を支え、統合化をはかり QOD に向かっていくことがスピリチュアルケアなのです。

スピリチュアルケアと癒し

スピリチュアルケアを達成するための目的のひとつに「癒し」があります。癒しとは用語的には「病気が癒える」というような使い方をするのですが、近年では独自に「癒された」というような広い意味での心の安心をいうことが多いようです。

EOL ケアではクライエントの精神的な苦痛、人生の意味や自己の存在そのものに対する苦痛（＝スピリチュアルペイン）にたいして、心身の癒しが重要な課題と目的となります。

癒しの原義としてはラテン語に「ホモ・パティエンス」と「ホモ・コンパティエンス」という言葉があります。人間の存在は「ホモ・パティエンス（homo patiens）＝苦しむ人」ということであり、人の生きる意味が、病や痛みを取りのぞき、病や痛みのない快楽だけの生を生きることだけではないという意味ととらえられます。ただ、極めて個人的、人格的、孤独な痛みを味わうからこそ、他人の痛みにも触れることができるという側面もあります。さらには、他者との間柄は、引き裂かれながらも常により深い和合や癒しへと導かれる可能性をはらんでいます。その上で、他者と痛みを通じてつながるといういのちの経験から「ホモ・コンパティエンス（homo compatiens）＝共に苦しむ人」という、傍らにいてケアをする人の存在が生まれます。さらに苦しむ人をケアすることを原義的には「ホモ・クーランス（homo curans）」（配慮する人、ケアする人）といいます[27]。

この理解がケアの本質であり、特にスピリチュアルケアでは「癒す」「癒される」ことの重要なテーマとなります。癒しは身体と心の両面に関わることなのです。

仏教経典の『維摩経』に「癒し」の偈文があります。

一切衆生病是故我病。若一切衆生病滅則我病滅。（中略）衆生病則菩薩病。衆生病愈菩薩亦愈[28]。

一切衆生が病んでいるので、その故にわたしも病むのです。もしも一切衆生の病が滅びたならば、私の病も滅びるでしょう。（中略）衆生が病むときは、すなわち菩薩も病み、衆生の病いが癒れば、菩薩の病いも癒ゆ。

この『維摩経』では、肉体的苦痛よりも心の苦しみ、つまりスピリチュアルペインに重点が置かれています。完治することが難しく、肉体的な死を迎えようとも、スピリチュアルな救いがあるとする仏の教えが説かれています。同時に、病む人に対するケアの本質的な立場が表示されます。仏道を背景としてケアする人（ぼさつ）は、どんな病人に対しても「あなたが苦しむから私も苦しむ」という平等と、その苦悩に寄り添うための人としてのあたたかさ（大悲）を保持することが、『維摩経』には強調されています。病人とケアラーの関係存在をみたときに「あなたは病む人、私は癒す人」という対極的存在として捉えるのではなく、ケアラー自身が「人間として弱い部分、病いたる部分」に自らが目覚めたとき、人ははじめて他者と平等に関わることができるという知見を意味しているのです。

病人をケアするというご縁によって、癒しが実現するだけでなく、真実の関係存在に気づくという悟りが潜んでいるのです。そのケアの本質的課題としての「痛みを分かち合う関係性」を、臨床ではどこまで実現できるでしょうか。クライエントの精神的苦痛やニードを理解し、なおかつクライエントや家族に共感的態度でかかわり続けるスタッフの理解と自覚がスピリチュアルケアを達成できます。

心理臨床とスピリチュアルケアの違いを統合的観点から、滝口は「心理臨床学にはさまざまな考えに基づく人間理解と治療法とが存在しているが、人間の知恵を超えた【たましい】のはたらきを尊重し、【たましい】に身を委ねて、時を待つ」のがスピリチュアルケアとして重要なことであると述べています[29]。

チームとしてのスピリチュアルケア

　チーム医療にスピリチュアリティの涵養は重要なことです。スピリチュアルケアは、何度もいうようにクライエントだけの課題ではなく、スタッフ同士の関係性にも意味を持つからです。よいチームは、スピリチュアリティに富んだ関係性をもっています。ケアチームのなかにスピリチュアルケアの専門職がいることによって、グループの対応能力がアップします。

　日本で一般的に使われる「チーム医療」は、正式な言い方としては多職種連携、専門職連携（Inter professional work: IPW）とされ、イギリスにおいて1987年に打ち出された考え方がベースになっています。最近はIPWの実践に欠かせない専門職連携教育（Inter professional education: IPE）についても、医療や福祉の世界でも議論されるようになりました。これは、プライマリケア（第1次ケア）の担い手から、多くの人がかかわって多元的にケアをするしくみへの流れということもできるでしょう。

　日本におけるチーム医療の定義は、「医療に従事する多種多様な医療スタッフが、各々の高い専門性を前提に、目的と情報を共有し、業務を分担しつつも互いに連携・補完し合い、患者の状況に的確に対応した医療を提供すること」とあります[30]。

　チーム医療とは「みんなで創る医療、連携して創る医療、能動的なチームワークによる医療の協働的創造」ということでしょう[31]。

　スピリチュアルケアは、きわめて具体的な臨床アプローチです。海外実務の経験から日本の緩和ケア病棟などで、チームケアとスピリチュアルケアを研究実践している伊藤は、チーム編成のありかたにモデルを提案しています。伊藤は、医療分野におけるケアには「診断型ケア（Diagnostic Care）」と「対話型ケア（Dialogic Care）」の2つがあることを示し、患者の主観を尊重してケアするためのA、B、Cの3つのチーム作りを提案しています。（図6）

　「チームA」は、積極的治療（Active Care）をし、「チームB」は対話型ケアとしての治療基盤整備（Base Support）をし、「チームC」は、治療を可能にする資源（Community Resource）を担う役割であるとしています。

この配置は現実的に医療全体の活動の中で、医師、看護師、コメディカルや行政、他職種専門家の関わりや協力関係が可能となるもので、意義ある提案です[32]。

　チーム医療でのコミュニケーションの要点は「①患者の情報や状況の把握が正確にできる、②患者の希望や価値観が把握できる、③医療従事者側、患者側の理解を相互に確認できる、④認識のずれがあった場合も、そのずれに気づき、修正することができる、⑤結果として本当に必要な情報を的確に提供できる」ことです[33]。

　ケアの現場では各人のコミュニケーション能力が特に重要なのです。単なる指示、伝達ではなく、冒頭に述べたように、チームアプローチにおいて、お互いの心を寄せ合う慈愛ある関係性、つまりケアラー自身のスピリチュアルな感性がとても大切です。

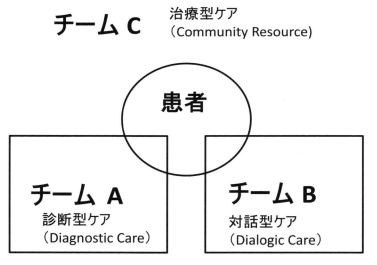

伊藤高章「続・スピリチュアルケアを語る」関西学院大学出版会、2009.　著者一部改変

【図6】

ケアの関係性と縁生

　筆者は、これまでスピリチュアルケアの関係性を仏教の縁起の理論を用いて、相関する3領域に分類して説明してきました。

　仏教の縁起の思想を基に、独自のスピリチュアリティ向上の構造を作成しています。（図7）

　「縁起」は、サンスクリット語でプラティートヤ・サムトパーダ（pratitya-samutpāda）といい、縁起によって生じたものを「縁生（えんしょう）」と呼びます。「縁」には「あらゆる条件」という意味もあり、すべての現象は、無数の原因（因；hetu）や条件（縁；pratyaya）が相互に関係し合って成立しているのであり、独自自存のものでなく、諸条件や原因がなくなれば、結果（果；phala）もおのずからなくなるということを意味します[34]。

　臨床場面では「援助される存在」と「援助する存在」そのものが縁生です。個人の存在は宇宙性の中にあって、すべて縁によって存在します。援助者、医療福祉活動に携わる人々の関係性は、深い「ご縁」によるものであり、無縁はありません。クライエントが遭遇する病気も「ご縁」であり、そのもの自体に善いとか悪いとかという評価はあたりません。仏教ではその関係性を「依他起生」ともいいます。この縁生理解から、以前には医科大学や看護研修で、実際にSCAS（スピリチュアルケア・アセスメント・サマリー）シートを開発運用して、ケアラーのスピリチュアルケアの訓練をしました。

　当時はスピリチュアルケアの定義として「スピリチュアルペインを内在し、あるいは訴えようとするクライエント（ケアの対象者）に対して、ケアを提供する側（援助者、スピリチュアルケアワーカー、セラピストなど）がともにその実態を、自縁、他縁、法縁の3領域から明らかにして、苦悩からの開放、解脱に至る営み」としました[35]。

　自縁、他縁、法縁の3つの縁生と方向性を具体的に表記すると次のとおりです。

　「自縁」とは、自己の内面で高めるスピリチュアリティで、自性あるいは自己の内証的な縁をいいます。自分の人生を振り返って、苦悩の意味、自己の課

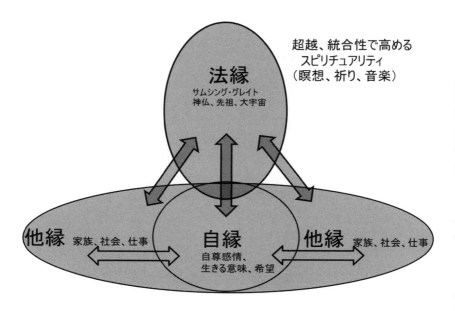

超越、統合性で高める
スピリチュアリティ
（瞑想、祈り、音楽）

法縁
サムシング・グレイト
神仏、先祖、大宇宙

他縁　家族、社会、仕事

自縁
自尊感情、
生きる意味、希望

他縁　家族、社会、仕事

自己・他者で高めるスピリチュアリティ

大下大圓、2005

【図7】縁生によるスピリチュアリティの関連性と向上性

題と価値、目的、克服できたこと、幸せと感じたことなどについて問いかけて
いき、さまざまな痛みや苦悩を抱えた否定的な自己と、将来への希望やニード
を備えたポジティブな自己があることを認識します。仏教では、能動的に自己
への取り組みを図ることを「自利」と表現します。

　「他縁」とは、衆生縁や他者縁といわれるもので、主に伴侶、家族、知人、友人、
恩師、仕事、草花、田畑など、人生においてかかわりをもった対象との平行的
な縁生を考察するものです。それぞれの関連の意味や、そこで営まれた多くの
出来事の価値について問いかけるもので、他者との関係で高めるスピリチュア
リティで、仏教では能動的に他者にはたらきかけることを「利他」といいます。

　「法縁」とは、宇宙意識をあらわします。ここでは自己を超えた意識（大自
然、宇宙的意識、神、仏など）との出会いや、統合意識、超越意識との関連でた
かめる垂直軸のスピリチュアリティです。人生におけるさまざまなスピリチュ

アルな経験は、「おおいなるもの」サムシング・グレイトとの融和、和解、寛解、至福、開放、解脱などのポジティブな縁生について問うものです。仏教では苦悩からの解脱した安楽な境地を「菩提」「涅槃」などと表しました。(図7)

　縁生理解は過去の関係性だけを取り上げるのではなく、目の前にいるクライエントの未来へ向けて、新たな関係性を構築する意味も含まれています。縁によって生じたさまざまな関係性が、「私とあなた」「私とおおいなるもの」という新たな共縁によって、ともにスピリチュアリティの成長につながることを希求するのです。そういう意味でもスピリチュアリティとは、柔軟でダイナミックな「いのちの躍動性」があります[36]。

　対話によるスピリチュアルケアでは、この3縁についての交流が重要です。「自縁」は、私がさまざまな条件(両親、家庭、兄弟、地域)を選んで、この世に誕生するという重大な出来事をまず尊重することです。これは自尊感情を高める交流につながるのですが、私(クライエント)がこの世に生を受けたのは偶然ではなく、縁生のなせる大きな奇跡のような出来事であるという自覚です。自分の誕生、存在を自覚し、人生の意味を見出し、スピリチュアリティの向上を目指す態度です。

　「他縁」は自分以外の縁によるもので、家族同士から友人、知人、社会や仕事とそこで出会う人々の関係性です。日常的なスピリチュアリティの面において一番にウエイトが大きい領域です。人間はまさに社会的生き物ですから、他者との交流や支援がなかったらこの世を生きていくことができません。

　人が苦悩すること、つまりスピリチュアルペインとは、生きる意味を失い、絶望、悲観、孤独感などに苛まれて自分の命の行方に苦しんだり、家族や親しい人との関係性に課題を抱えたりする苦悩です。

　そのときに人にとっては、神様や仏様、ご先祖様などへの思いや希求が存在することもあります。しかし序章でも述べましたように、それらのペインはすべてがネガティブな負の要素ではなく、むしろその苦悩から、人々は多くの生きる意味や価値を見つけることもできるのです。

　したがって、仏教の「生死一如」の観点からスピリチュアルケアを理解するならば、苦楽もともにその人のスピリチュアルな成長過程であり、たとえ身体は病気であっても、たましい性は常に健全性をめざしていることです。

また、「法縁」を活かすスピリチュアルケアとは「人間が自己のスピリチュアリティに気づき、他者や環境との調和を図りながら、成熟して宇宙的生命に融合しようとする営み」そのものです。

　これは、病気や障害、人生の課題に直面したときにだけ、スピリチュアリティがはたらくということではなく、人間存在そのものにスピリチュアリティが内在し、成長し続けるものであることを意味しているからです。自然治癒力といったり自己成長力という表現もあります。

　スピリチュアルケアは、ケアラーとクライエントは「縁」によって出会いがあったことを喜び、まずは傍らに佇み、その人の呼吸を感じ意識するマインドフルで丁寧な対人援助なのです。そしてクライエントに対しては、1人で立ち向かうのではなく、ときに志を同じくするスタッフやチームメンバーと語り合いながら、クライエントのスピリチュアリティに配慮したケアの実現を目指すことです。それはまさに「自利利他」という、ケアラーとクライエントがともに成長するプロセス思考のケア論なのです。

　この自縁、他縁、法縁のモデルを用いたアセスメント法は、あとで詳しく述べたいと思います。

医療者の死生観について

　死を目前にしたクライエントや家族を支える立場にあっては、ケアする側の死生観が問われます。援助者の考えがあいまいだと、クライエントや家族の揺れと同じように、ケアする人にもスピリチュアリティの危機（クライシス）が生じます。スピリチュアルクライシスに襲われたときの対応についても、日頃から心得ておくことが肝心です。

　EOL ケアにかかわる人が事前に学ぶべきことは「生命倫理」や「死生観（生き方・死に方についての考え）」です。日本では 1970 年代に、"thanatology" や "death study" の訳語として「死生学」という言葉が使われています。1977 年には「日本死の臨床研究会」が医療関係者を中心に発足し、がん告知やケアのあり方が問われ始めました。1981 年には、静岡の聖隷三方原病院において日本初のホスピスが誕生します。東京では、1982 年にアルフォンス・デーケンを中心に「死

の準備教育～生と死を考えるセミナー」が上智大学で開講され、アカデミックな議論も始まりました。さらに仏教系では、1985年に新潟長岡西病院にビハーラ病棟ができて、話題となります。

　2012年に公益財団法人日本ホスピス・緩和ケア財団が全国で1000名を対象に行った調査「ホスピス・緩和ケアに関する調査」では、「人々がそのような終末医療を望み、どのような最後をむかえたいか」ということと「死期が近くなったときの精神的な問題があるか」、「死生観や信仰の有無」などを分析しています。特に「信仰する宗教があるということは、死に直面したときに心の支えになると思いますか」は「なると思う」と回答した人が54.8％と過半数を占めています。2008年調査と比較して、これまで宗教に無意識だった人たちでも、死に直面したときにおける宗教の役割を肯定する人が増加している可能性があるとしています。その背景には「東日本大震災で2万人を超える犠牲者が出たこと、その弔いや遺族の悲嘆に宗教者が活躍したことによる影響が、少なからずあるのかもしれない」とコメントしています[37]。

　これらの社会事象から「延命処置と尊厳死」「病名告知と終末期」「生きるとは死ぬとは」「いのちのゆくえ」「死後の霊魂」「エンド・オブ・ライフのあり方」などがテーマとなります。これらはすべて現代社会の死生観を反映した死生学を学ぶ視野であり、生きることの意味を探求するきっかけづくりとなっています。

　ケアラーが死生観やスピリチュアルケアを学ぶことによって、クライエントと共に厳粛に「いのち」を避けることなく交流することができるようになります。そのことによって、「人生の苦痛を避けず、向かい合うこと」「思考や態度においても柔軟性であること」「QOLやQODを考えること」「その人らしく生を全うする生き方を思うこと」がケアとして達成可能となるのです。

死生観教育の重要性

　近年のアメリカでは、スピリチュアリティを患者ケアに取り入れるための訓練、教育の必要性が認識されて、宗教・スピリチュアリティ医学のコースを設置している医学部では、1992年には3校しかなかったものが、2006年にはアメリカとカナダの医学部がある141校のうち全体の70％である100校以上が

スピリチュアリティコースをもつようになったと報告しています。またその背景には全米90％以上の医師はスピリチュアルな因子が健康の重要な構成要素と考え、70〜82％の医師が、患者の健康状態に影響を与える可能性があると述べています。

　さらに85％の医師が患者の宗教的・スピリチュアルな信念に気づくべきと述べ、89％の医師がそうした信念について尋ねる権利があると回答し、一方で、医師は患者のスピリチュアルな問題や、スピリチュアル・ヒストリーを尋ねることは消極的であるとの報告もあります。その理由としては「患者は宗教的であり、大多数が自分たちの信仰が医療の中で考慮されることを望んでいる。宗教的信念と実践が医学上のアウトカム（帰還）に影響を与える可能性がある。医学、看護学、精神医学の研修プログラムはすべての患者の文化に対応するように求められている」という説明があります[38]。

　日本の医学教育や看護教育では、年間を通したスピリチュアリティ教育やスピリチュアルケアに関するカリキュラムはまだ多くはないでしょうが、終末期医療や緩和ケアを教育する領域ではスピリチュアリティについての講義などは徐々に行なわれています。

　筆者自身も医療系の大学や大学院でスピリチュアルケアや死生学に関する教鞭をとっていますが、医学生や看護学生の中には死生学やスピリチュアルケアに関心をもつ人も多いのです。ある国立系の大学でのアンケート調査では、これまでに身近な人の死に遭遇した経験をもつ学生は80％近くいて、その経験から死そのものや死後の世界、魂の存在などに関心を抱いていることが分かりました。

　また、卒後のリカレント教育としても、いくつかの病院施設で学習会を展開してきました。

　臨床宗教師の立場で4回にわたって院内の医療者を対象にした学習会を京都のB総合病院で実施したことがあります。

　そこでは、医療者が自らの課題を明確化し、それにどのように対処していくかをお互いに学び合い、その学びを振り返りながら次の学びの機会を計画する、というプロセスを繰り返しながら絶えず発展し続けるアクションリサーチ（Cohen, 2008）を手法として実施しました。単なる死生観の講義ではなく、医療者自身の抱える死生観的課題を明らかにしながら、他の医療機関でも実施可

能な教育プログラムの開発を目指したのです。

　院内の臨床経験3年以上の希望者を対象とし、緩和専門に限らない多職種が双方向的かつ積極的に学べるよう、年4回、1回2時間の小グループ学習セッション形式で行いました。基本構造としては、臨床宗教師によるレクチャーの後、テーマについての小グループでのディスカッション、全体での振り返り、瞑想で構成し、適宜修正を加えました。実施にあたり、院長、倫理委員会の承認がありました。

　この背景にある課題は、「病院などで指示書についての勉強会などを開催しても、医療者間になかなか浸透しなかった」ということです。その理由となる背景を考察するなかで、実際に事前指示書を作成する過程での患者や関係者の話し合いにおいて、「医療者が患者の多様な死生観を受け止めることができていないことによることが多い」のでリカレント教育を行うことの必要性を感じました。

　この学習会の結果では、「自己の能力やその限界、価値観の言語化を支援する構造」が明確化し、「個々のこれまでの経験により蓄積されたものを振り返り、そのなかから解決策を見つけ出すという脱構築的な学び」の重要性が見出されました[39]。

死生観の4相

　これまで多くの書籍でも述べてきましたが、死生観学習の必要性については、私自身の「死ぬのが怖い」という幼児期の体験に始まり、成人して以降も臨床現場を通じて研究し続けてきたものです。約35年の間に、多くの終末期にある方と面談する中で、私は4つの体系的な「いのちのゆくえ観」（死生観）に遭遇しました。

　クライエントと「死の話」をすることは、タブーではありません。むしろクライエント自身から、「自らの死」を堂々と受け止め、また「死の意味」をどのように感じているかを共有したいと思っている場合も少なくありません。多くの医療者は「死を語ること」は「闘病中のクライエントや家族を傷つけてしまい、結果的にネガティブ感情だけで終わる」と思っていることが見受けられ

ます。

しかし、クライエントが「死を語ること」は、むしろ「死ぬまで、あるいは死後にもこのように生きたい」と思っていることなのです。「死の意味を問い、思う時間を共有する」ことは、大切なケアなのです。

マインドフルにそして自由に「死をもの語ること」がNBM（Nrative Based Medicine ナラティブ・ベースト・メディスン；もの語り医療）なのです。NBMには作文、作詞、読書、詩歌、朗読なども入ります。人が自分の死をどう受け止め、どう希望するかという情報はさまざまなのです。

筆者がクライエントや家族との対話の中で、語り合ったりする死や死後の死生観の類型が次の4つです。

---

①いのちはこの世限りで、あの世や魂などはない
②肉体とは別に死後生（魂や意識体）があって輪廻（生まれ変わり）をする
③子ども、孫のDNAや遺伝子に受け継がれていけばそれでよい
④自己を超えて大きな生命体（サムシング・グレイト、神、仏、天、先祖）、
　あるいは大自然、宇宙性に融合、統合する

---

①いのちはこの世限りで、あの世や魂などはない

「人は死ねばゴミになる」と言った方が、元検事総長でおられた記憶があります。本当に、人は死んだらゴミになるのでしょうか。私はこの発言を聴いたときに悲しくなりました。肉体だって60兆もの細胞を一所懸命動かして、寿命の尽きるまで頑張ってくれたのです。そんな肉体細胞に感謝こそすれ、ゴミ扱いでは申し訳ないことです。

肉体生命が死ねば、魂など何も残らず無に帰するという考え方を「唯物論的な思考」といいます。唯物論とは主に「生命が物質と物理的現象のみによって説明できるとする機械論」です。近代医学も、実は、この機械論的医学モデルを元に発展してきた経緯があり、科学者や医学者はこの考え方をベースにしている人が多いようです。しかし最近では、そういう唯物的思考から、よりホリスティック思考やスピリチュアル思考を希求する医療者も、筆者のまわりには確実に増えています。

②肉体とは別に死後生（魂や意識体）があって輪廻（生まれ変わり）をする

　この考え方は、多くの日本人が信念としているようです。死んでも何も残らないのではなく、肉体生命のほかに、肉眼では見えないけれども、魂のようなものが永続するということです。

　2010年11月4日付の朝日新聞「死生観を問うアンケート」全国調査からは、「霊魂が残る46％」「霊魂が残らない42％」という結果が報告されています。この報告では霊魂が残るとする意見がやや多いようです。読売、朝日、毎日新聞などの調査から独自の死生観を研究している鈴木は、2003年の調査で「死後霊魂を信じる」割合が53.4％であり、「信じない」20.4％を大きく上回っていることを報告しています[40]。

　また、戦争や大災害などの体験は、死後霊魂を信じるか否かに影響を与えています。仙台市で在宅ケアを実践してきた医師の岡部健氏（故人）は、末期患者の「お迎え現象」を調査しています。お迎え現象とは、がんなどの終末期に、家族が肉眼で確認できない、見えないもの（人、現象）を、患者がさも見ているかのように語ることです。先にあの世に旅立った祖父母や、父母、兄弟など比較的近しい人が登場するという体験をした患者は全体の42.3％もあり、特筆すべきことは、お迎え現象を体験した患者はその後1～2週間で安らかに旅立ち、家族も死期を感じて心の準備ができたということです。これまで医療現場では「幻覚、せん妄」などで片づけられていた現象を、ケアのプログラムとして採用し、医学界に発表した岡部の功績は影響力をもち、その後の東北大学での臨床宗教師養成プログラムに発展しています[41]。

　さらに岡部は、無宗教の医師は全体（国民）の一部であり、大多数の医師は、患者、家族にとって何らかの宗教的ケアが重要と認識していることも述べています。鈴木は、一般のカウンセラーと比較して、「死後や霊魂の話ができることが、宗教者と医師の最大の違い」「死がすべての終わりではない、という価値観を語れる宗教者にしか担えない役割がある」として臨床現場に宗教者を導入する必要性を説明しています[42]。

③子ども、孫のDNAや遺伝子に受け継がれていけばそれでよい

　この死生観は前項のものとは視点が幾分異なっていますが、自分のDNAや

種を後世の親族に伝えておけば安心であるという価値観です。これは結婚や出産子育てを前提として、親子で継承される構造において成立する思考となります。自分自身の永世というよりは、後の人類に託していくという希望でもあります。この選択をした人と①の「死後の魂はない」という価値観の人と共通している点は、科学的生命観を重視しているところです。

　遺伝子やゲノムの研究は近年において飛躍的に進んできています。ノーベル化学賞を授与された京都大学 iPS 細胞研究所所長の山中伸弥教授の発見による iPS 細胞もその1つです。

　遺伝子研究の先駆者で筑波大学名誉教授の村上の研究は、60兆のヒトの細胞や DNA の働きをわかりやすく世に広めたことにあります。その60兆もの細胞の1つの DNA がなんと30億の情報を保持しているという驚きの研究報告です。この DNA の重さはわずか1グラムの2000億分の1で、その幅は、1ミリメートルの50万分1という超極小の細長い糸のようなものです。情報を本に換算すると、1ページ1000字で1000ページの本を1000冊分に相当するといいます。しかもヒトの細胞が、意識の如何によって左右されるということです。特にこの研究で重要なことは、悪い遺伝子を OFF にして、よい遺伝子を ON にするということによって、どんな境遇や条件を抱えた人でも「心の持ち方」でプラスに作用できるということです [43]。

④自己を超えて大きな生命体（サムシング・グレイト、神、仏、天、先祖）、あるいは大自然、宇宙性に融合、統合する

　この死生観は、個人のパーソナリティや魂が永生するというよりは、個がほどけて全体に溶け込むような感覚です。学問的な表現をするならば、個の超越性や拡張意識によって、宇宙性に融合する死生観です。大いなる神の意識、仏の意識と同化もしくは統合していくという考え方で、神とか仏という宗教的な意味合いに抵抗をもつ科学者は、「サムシング・グレイト」と表現したりします。

　日本人の他界観は、家族の誰かが死んだ後は先祖の霊となって、家族を見守る存在になるという心情が強いために、「仏さまに見守られる」という感覚の中に先祖の霊が含まれることが多いようです。

　これらの意識構造は、近代の心理学では、マズロー（A.H.Maslow）が提唱し

たトランスパーソナル心理学であり、アメリカのケン・ウィルバー（K.Wilber）などによって研究が深められたインテグラル・スピリチュアリティの世界観に代表されます。

大いなるものとの融合意識をもとめるスピリチュアリティにはもはや、国境はありません。民族、宗教、信条、性別、年齢など、この世では、他者と区別する意味で重要視された概念は存在しません。いや、あったとしてもそれを超えたところでつながりあっているいのち観です。仏教もキリスト教もイスラム教も最終ゴールはここを求めていると思います。

人類を含めた生きとし生ける者（動物、植物、鉱物）は宇宙的な1つのいのちの中にあるという認識です。

病院や施設で死生観学習会を

筆者が2年間にわたって、臨床宗教師という職種で大阪のA病院に非常勤で通わせていただいたことがあります。末期患者だけでなく、看護師スタッフのケアにも入らせていただきました。

緩和ケア病棟（48床）を含む、全220床を有するそのA病院に勤務する医療従事者（医師、看護師、理学療法士、作業療法士、社会福祉士、事務職）を対象に、計5回の死生観学習会を実施しました。

延べ人数は100名を越えたのですが、有効回答として、最初と最後の会に参加して質問紙に回答してくれた有効者の19名分を分析した共同研究があります。

これは日本スピリチュアルケア学会に投稿したもので、その一部を抜粋して説明します[44]。

調査は、2017年11月および2018年1月に実施しました。学習プログラムは、臨床宗教師が中心となって死生観やスピリチュアリティに関する以下の内容を、各1時間（講話：20分、グループワーク：30分、デブリーフィング：10分）、2週間に1度の頻度で、全6回実施しました。

「学習プログラムのテーマ」としては、

1）死生観総論；学習プログラムの目的や方法の説明（2017年11月8日）

2）死生観とは何か；生と死の諸相（2017 年 11 月 29 日）

3）他者（患者）に死生観をどのように話すか（2017 年 12 月 6 日）

4）自分や家族の死生観を考える（2017 年 12 月 21 日）

5）死生観からこれからの生き方を考える（2018 年 1 月 10 日）

6）幸せを考える；私の人生（2018 年 1 月 26 日）

　学習プログラムの初回（以下、開始前）および最終回（以下、終了後）に自記式の質問紙に回答してもらいました。

　開始前と終了後の質問紙の内容は、学習プログラムの影響の確認には、個人のスピリチュアリティと相関関係にあるといわれる首尾一貫感覚（Sense of coherence; SOC）を用いました。SOC は、アントノフスキー（Aaron Antonovsky）が作成した首尾一貫感覚尺度の日本語版 SOC-13 で測定しました。SOC-13 は「把握可能感」5 問、「処理可能感」4 問、「有意味感」4 問の 3 下位尺度 13 問で構成されています。それぞれの項目は 1 点から 7 点までの 7 段階で回答され、点数が高いほど人生の困難に耐え（ストレス対処能力）、それを乗り越える力（健康保持能力）が高いとされます。

　開始前には学習プログラムへのニーズを、終了後には学習プログラムによる感覚の変化をそれぞれ自由記述で尋ねました。また、属性として、年齢、性別、職種を尋ねました。

　倫理的配慮としては、対象者には、調査時に研究の趣旨や方法、本研究への参加は自発的意思でおこなわれ、同意しない場合も不利益は被らないこと、研究の途中でも辞退できること、個人や所属施設は特定されないこと、結果は学術集会での発表や論文投稿により公表することなどを文書と口頭で説明しました。質問紙への記入と提出により、研究への同意が得られたものとしました。また、学習プログラムへの参加中や質問紙への回答中に心身の不調が生じた場合には、受診、治療費の補償等が受けられるようにし、研究への同意が得られない場合でも、学習プログラムには参加できるよう配慮しました。本研究は、京都看護大学研究倫理委員会の承諾後に開始しました（承認番号：201712 号）。

死生観学習の効果

　6回の「死生観学習会」の結果としては、最初と最後の質問紙からですが、SOC-13について、有意味感では開始前が18.00（SD 3.74）、終了後が18.00（SD 3.40）、把握可能性では開始前が20.90（SD 5.04）、終了後が21.60（SD 6.15）、処理可能感では開始前が16.50（SD 5.52）、終了後が57.10（SD 11.85）で、いずれも有意差は認められませんでした。参加頻度の課題や毎回参加できないスタッフの意識の継続に課題が残りました。

　一方で、学習プログラムへのニーズについては、16コードが抽出され、6サブカテゴリ、【死生観の探求】【視野の拡大】【多様な援助への関心】の3カテゴリが生成されました（表1）

表1　学習プログラムへのニーズ

カテゴリ	サブカテゴリ	コード
死生観の探求	他者の死生観を知りたい	死にゆく人の気持ちなど、生・死に対して、主観的な見方をするのではなく、他の人がどう考えているのかを知りたい
		様々な価値観を有している各人との交流で、どのような死生観を持っているのか、もしくは、まったくもっていないのかを学びたい
	自身の死生観を深めたい	最期はどうなるのか、不安に思う時があるため、気持ちのもちようや考え方等を知りたい
		自己の死生観を持ちたい
		生きることの意味を再確認するために、死生観を学びたい
視野の拡大	俯瞰的なものの見方	周りを見て困っている人に押し付けるのではなく、手を差し伸べることが出来るようになる
		偏った考え方ではなく、しっかり色々な判断が出来るようになる
	事象に対する客観的な考え方	新たな価値観や学びを得たい
		何か起こったことなどについて、主観的ではなく、客観的に判断できるようになる

多様な援助への関心	その人らしく死に向き合えるような援助	臨床における患者の死生観、死との向き合い方、姿を見て学び取ることも体験したい
		その人らしく生き、安らかな死を迎えるためにどうするのかを学びたい
		自他ともに対する死への向き合い方や最善と思われる思考の仕方や行動の仕方を学びたい
	終末期にある患者、家族に対する接し方	終末期の患者や家族に対する言葉がけ等の接し方について学びたい
		終末期にある、心身ともに苦しんでいる患者や家族への接し方をどのようにするのが良いのかを学びたい
		人が死を目前にして悩む時にどう対応すれば良いか学びたい
		今後、緩和ケア病棟で患者との関わりのなかで役に立つことを学びたい

　また、学習プログラムによる感覚の変化については、21 コードが抽出され、7 サブカテゴリ、【洞察の深まり】【死生観の広がり】【共感性の高まり】の 3 カテゴリが生成されました（表 2）。

表 2　学習プログラムによる感覚の変化

カテゴリ	サブカテゴリ	コード
洞察の深まり	自分の人生を見つめ直せた	生きていることそのものが地獄だと思っていたが、自分が本当に求めていた生き方を明確にすることができた
		今までは、家族、仕事など色々と周りのことを中心に考えることが多かったが、学習プログラムでは自分を中心に考える機会が多かったため、以前より自分のことを好きになることが出来た
	自身の生活スタイルを見直せた	自身の気持ちの持ちようが大切という考え方ではなく、もっていき方が大切だという考え方になった
		日々、ああしたい、こうしたい、と口にしている割には、自分の今の生活やスタイルが気に入っていることに気付いた
		ミニマリストになり、自分にとって本当に価値のあるものに囲まれて生きていけるように努力したい
		自分が幸せな時間は、寝る前の座禅であるが、doing モードで疲弊している中で、being モードになれる時間がとても重要なように思えた
		自己のストレス対応については、自分の思いや感情を手放していくことが、今の自分に足りないと気づいた

死生観の広がり	この瞬間を意識するようになった	1分1秒でも長生きしたいという考えではなく、「今」を大切に過ごしたいと考えるようになった
		死を意識することから、生きることを意識するようになった
	生と死への向き合い方が変わった	死生観について、今までは全く考えてこなかったため、これからはさらに意識を深めたい
		死について、ネガティブなもの、マイナスイメージなものとして理解していると思っていたが、身近なところにあるものだと思えるようになった
		スピリチュアルペインに対しては、今もどうしてよいか分らないが、自分なりに生きる意味を考えながら死生観をもちたい
		これまで、死にたいという患者、死ぬのが怖いという患者に関わる場面があったが、きちんと向き合えていなかったことに気付いた
共感性の高まり	死を目前にする患者の理解が深まった	死にたいと言われたり、困るような質問をされても、答えを求められているわけではないと知った
		平穏に過ごしているこの瞬間でも死を目前にしている方々の立場、気持ち、見えている世界を感じとる力が育った
		立場が異なる環境においても、同じ人としての尊厳を保つ重要性を再確認した
	患者の家族に対する関わり方が変わった	患者が終末期、および亡くなった場面で、家族に対して患者が元気だった時や亡くなる直前の話をするようになった
		患者が亡くなられた時、家族に対して気の利いた言葉を話さないとならないと思っていたが、一緒に悲しんだり、元気な時の姿の話をして、死を共感することが大切なのだと思うようになった
		家族と、患者の元気だった時や亡くなる直前の話をするようになった
	心に届く援助を考えるようになった	相手の心の中に入り込み、一緒に探していくことを実践していきたいと思った
		人への接し方も訓練を積めば、誰もが上手に相手の心に届く接し方が出来ると思うようになった

（川村晃右、大下大圓、山本明弘「死生観・スピリチュアルケアの学習プログラムが医療従事者に与える影響」日本スピリチュアルケア学会誌、46-47、2018）

　これらの結果では、医療従事者（看護師、理学療法士、作業療法士、社会福祉士、事務職）は、学習プログラムに対して【死生観の探求】【視野の拡大】【多様な援助への関心】のニーズを持っていることが明らかになりました。開始前と終

了後では、SOC-13 のトータルスコアおよび「処理可能感」「有意味感」「把握可能感」に有意差は認められなかったが、学習プログラムにより、【洞察の深まり】【死生観の広がり】【共感性の高まり】に関する感覚の変化を感じていたことが判明しました。

　終末期におけるケアでは、患者の告知や死の受け入れ方に合わせた対応や死に関する発言を受け容れて寄り添う対応が必要とされます。医療従事者にとってそのようなケアは、大きなストレッサーとなる場合があるため、「死の意味を自分にとって納得できるかたちで位置づけて、受け入れていくことができるよう死生観を深める必要がある」といえましょう。

　本学習プログラムを実施することによって、医療者自身の洞察力を高め、死を捉え直し、心の寛容さを高め、死生観をより深める可能性があることが推察されました。

　筆者は臨床宗教師として、このプログラム運営に関わりましたが、この学びを通じて、医療者自身が死生観を学びあうことの重要性を感じました。特に医療スタッフが、多様なニーズに対応した、実践に即した主観的な感覚の変化を感じていることから、このような本学習プログラムの有用性が示唆されたケースといえましょう。

　実践的で簡便な「医療者の死生観学習会」は、第1章を担当された梶山徹医師が、ご自身の勤める病院で実施した半日研修会が有効であったとの報告があります。（第1章19頁）

参考文献
1）NHK NEWS WEB: https://www3.nhk.or.jp/news/html/20191225/k10012227761000.html（参照日：令和2年3月15日）
2）日本医師会：http://www.med.or.jp/doctor/rinri/i_rinri/006612.html.（参照日：令和2年3月15日）
3）千葉大学看護学研究科：http://www.n.chiba-u.jp/eolc/opinion/（参照日：令和2年3月15日）
4）http://www.med.kobe-u.ac.jp/jinsei/acp/index.html
5）WHO：Background paper for the consultation on spirituality, religiousness and

personal beliefs domain of the WHOQOL,Geneva,June, 1998; 1-11,22-24.

6）中谷啓子ほか「スピリチュアリティの概念の構造に関する研究─「スピリチュア
リティの覚醒」の概念分析─」『心身健康科学』9(1)、日本心身健康科学会、2013 年、
37-47 頁。

7）日本尊厳死協会：https://www.songenshi-kyokai.com/about/purpose.html（参
照日：令和 2 年 3 月 15 日）

8）The 2015 Quality of Death Index Ranking palliative care across the world:
https://eiuperspectives.economist.com/sites/default/files/2015%20EIU%20Qual-
ity%20of%20Death%20Index%20Oct%2029%20FINAL.pdf#search='The+Quali-
ty+of+Death+Index+2015

9）Liu, Wai-Man: Improved Quality of Death and Dying in Care Homes: A Pallia-
tive Care Stepped Wedge Randomized Control Trial in Australia, Journal of the
American Geriatrics Society (JAGS),2019/11,: https://doi.org/10.1111/jgs.16192.

10）WHO: 1Background paper for the consultation on spirituality, religiousness and
personal beliefs domain of the WHOQOL,Geneva,June, 1998; 22-24.

11）大下大圓『実践的スピリチュアルケア』日本看護協会出版会、2014 年／初出は『癒
し癒されるスピリチュアルケア』医学書院、2005 年、31 頁。

12）田崎美弥子「WHO のスピリチュアリティ」『緩和ケア』19、青海社、2009 年。

13）国際スピリチュアリスト連盟：https://www.theisf.com/about/aims-and-objec-
tives（参照日：令和 2 年 3 月 15 日）

14）WHO: https://www.who.int/health-topics/palliative-care（参照日：令和 2 年 3
月 15 日）

15）日本スピリチュアルケア学会：http://www.spiritualcare.jp/about/bylaw/（参照
日：令和 2 年 3 月 15 日）

16）鎌田東二「スピリチュアルケアと日本の風土」『講座スピリチュアル学第 1 巻 ス
ピリチュアルケア』ビイング・ネット・プレス、2014 年、259-261 頁。

17）窪寺俊之『死とスピリチュアルケア論考』関西学院大学出版会、2019 年、46 頁。

18）島薗進『日本人の死生観を読む』朝日新聞出版、2012 年、39 頁。

19）厚生労働省：https://www.hpcj.org/what/definition.html（参照日：令和 2 年 3
月 15 日）1

20）Daien Oshita, Miho Iwakuma, Koji Hattori,: A Buddhist-based meditation prac-
tice for care and healing, An introduction and its application. International Journal
of Nursing Practic, 19-Suppl. 2013; 2,15.

21）村田久行『ケアの思想と対人援助』川島書店、1994/2003 年、126-127 頁。

22）高木慶子「現場から見たパストラルケアとスピリチュアルケア、グリーフケア」
『講座スピリチュアル学第 1 巻 スピリチュアルケア』ビイング・ネット・プレス、
2014 年、47-50 頁。

23）窪寺俊之『死とスピリチュアルケア論考』関西学院大学出版会、2019 年、198、

225-227 頁。

24）窪寺俊之『スピリチュアルケア研究』聖学院大学出版会、2017 年、188 頁。

25）谷山洋三『仏教とスピリチュアルケア』東方出版、2008 年、21-26 頁。

26）黒木賢一「「たましい」の心理臨床」『講座スピリチュアル学第 2 巻 スピリチュアリティと医療・健康』ビイング・ネット・プレス、2014 年、194 頁。

27）石井誠士『癒しの原理―ホモ・クーランスの哲学』人文書院、1995 年、41 頁。

28）高楠順次郎、大正大蔵経『維摩経』大蔵出版、1970 年、544-547 頁。

29）滝口俊司「心理臨床とスピリチュアルケア」『講座スピリチュアル学第 1 巻 スピリチュアルケア』ビイング・ネット・プレス、2014 年、253 頁。

30）厚生労働省「チーム医療の推進について：チーム医療の推進に関する検討会報告書」2010 年。

31）水本清久「チーム医療とは」『実践チーム医療論』医療薬出版、2011 年、4 頁。

32）伊藤高章・窪寺俊之・平林孝裕編「チームにおけるスピリチュアルケア」『続・スピリチュアルケアを語る―医療・看護・介護・福祉への新しい視点』関西学院大学出版会、2009 年、45-75 頁。

33）有田悦子「チーム医療におけるコミュニケーション」『実践チーム医療論』医歯薬出版、2011 年、66 頁。

34）中村元『広説仏教語大辞典　上巻』東京書籍、2001 年、135-137 頁。

35）大下大圓・月山淑「スピリチュアルケア・アセスメント・サマリーシート」和歌山県立医科大学、2007 年。

36）大下大圓『癒し癒されるスピリチュアルケア』医学書院、2005 年、46-47 頁を修正。

37）（公財）日本ホスピス・緩和ケア研究振興財団：http://www.hospat.org/research1-3.html（参照日：令和 2 年 3 月 15 日）

38）ハロルド・G・コーニック、杉岡良彦訳『スピリチュアリティは健康をもたらすか―科学的研究にもとづく医療と宗教の関係』医学書院、2009 年、10、147-156 頁。

39）神谷亨・宮地由佳「ケア提供者の死生観・スピリチュアルケア教育の進め方」『死の臨床』39(1)、日本死の臨床研究会、2016 年、96-97 頁。

40）鈴木岩弓「東日本大震災時の土葬選択にみる死者観念：今を生きる―東日本大震災から明日へ―復興と再生への提言―」東北大学出版会、2012 年、103-120 頁。

41）奥野修司「尊厳ある死」『文藝春秋 7 月号』文藝春秋、2012 年、266 頁。

42）宗教情報　2012：http://www.circam.jp/reports/02/detail/id=3177（参照日：令和 2 年 3 月 15 日）

43）村上和雄『サムシング・グレート～大自然の見えざる力』サンマーク文庫、2010 年、136 頁。

44）川村晃右・大下大圓・山本明弘「死生観・スピリチュアルケアの学習プログラムが医療従事者に与える影響」日本スピリチュアルケア学会誌、2018 年。

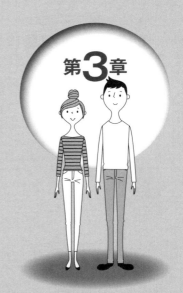

第3章

実践的スピリチュアルケア

心理モデルの延長にスピリチュアルケアがある

　実践的なスピリチュアルケアを提示していくために、心理学的な視点を忘れてはなりません。多くのスピリチュアリティやスピリチュアルケアの研究でも心理学的知見をもって解釈するものが多く、実際のケアの場面でも有用とされています。

　「ケアの科学」を探求する広井は、ケアのモデルには①医学モデル、②予防・環境モデル、③生活モデル、④心理モデルがあるとして、ケアはこの４つを総合するものであり「マージナル（marginal）、越境的なモデル」が必要であるとしています[1]。

　スピリチュアルケアは４つ目の「心理モデル」の範疇に入りますが、グリーフケアや家族ケアも含まれることを考えると、その領域は多面的であり実に多彩です。今わが国で一番遅れているケアのモデルが、実はこの心理モデルなのです。心理モデルとは、心のケアに関する領域をあつかう分野です。職場ストレス関連やメンタルヘルス、臨床での心理援助などを扱いますが、最近では自死の問題や死別悲嘆のケアなども含まれています。

　そしてスピリチュアルケアとは、心理モデルの延長にあり、かつ統合的なケアでありますから、医療者が行うスピリチュアルケアであるなら、この４つを統合したケアであることを理解する必要があります。

　あえて心理的援助とスピリチュアルケアとの違いについて、ユング心理学を参考にして考えてみます。その心理的援助とは、援助者自身がクライエントの心の活動である思考・感情・感覚・直観の４つの機能を総合的に活用して、クライエントに関わることです。思考と感情、感覚と直感は、それぞれ対立関係をもち、外交的、内向的なタイプによって表現もことなってきます。ここでいう思考（thinking）とは、ものごとを大枠で把握し理論的な形成を見ることです。感情（feeling）はものごとを好き嫌いなどのフィーリングで評価決定しようとするはたらきです。感覚（sensation）とは事実に基づいた部分を感覚で認知するはたらきで、直感（intuition）とは事物の背後にあって、瞬間的に可能性を把握しようとするはたらきです。これは後述する並行軸のケアです[2]。

そしてスピリチュアルケアとは直感から直観につながるもので、これに超越性や統合性を加えたもので垂直軸に相当します。超越性とは、ユングの集合的無意識でもあり、近代の心理学者マズローが提唱したトランスパーソナル心理学の概念で、自己概念を超えた意識をいいます。また統合性とは、ウィルバーが最も新しい概念として提唱したものです[3]。

　このトランスパーソナル心理学をケアの理論に採用したのが、マーガレット・ニューマン（Margaret.A.Newman）です。それはクライエント自身が苦しみに意味を見出し、自己の人生に折り合いをつけることができるようなケアの仕組みです。従来の傾聴などでの共感的態度から超越性や統合性への支援へとつながる具体的な看護におけるスピリチュアルケアなのです。スピリチュアルなはたらきとは、体験を通じて自他を超えた感覚的で力動的な両者の間に流れるエネルギー感覚のことです。

　スピリチュアルケアとは、人のスピリチュアルヘルスが向上するように支えるケアといえましょう。

スピリチュアルケアの基本は傾聴から

　「傾聴」は、スピリチュアルケアの基本中の基本です。日常のケアにおいても、すでに多くの方が実践されていることと思います。ACP の場面で、最初の対象者（クライエント、家族、ケアスタッフ）との信頼関係を築く段階で傾聴は、必須です。ただスピリチュアルケアで傾聴を習得するためにも臨床瞑想法のスキルが役に立ちます。

　スピリチュアルケアは相手と寄り添う関係性ですが、言葉や態度を通じ、あるいは言葉や態度の背後に隠されたメッセージをケアラーが敏感に感じ取って、ケアすることが大事です。そのケアラーの資質を育むのが瞑想の訓練なのです。

　それは、ケアラー自身が、瞑想訓練で自分の生育歴や自己洞察する経験をしていることによって、他者の内面世界を感じ取るスキルが身につくものなのです。それが積極的に内面世界のアセスメントする傾聴活動になります。

　アクティブリスニング（active listening）と呼ばれる積極的傾聴では、相手

に共感する態度、相手のことを尊重する態度、どのような内容がクライエントから表出しても、受容し支援し続ける態度が重要となります。クライエントの悩み、苦しみ、叫び、訴え、痛み、悲しみ、苦悩、嗚咽、苦汁、悲鳴などを、じっくりと、中立的な立場（自己概念をはさまない）で、親身になって徹底して聴く姿勢がスピリチュアルケアになるのです。

　心理学者カール・ロジャーズ（C.Rogers）は、クライエントに対する治療的関係の本質を明らかにしましたが、私なりに解釈すると下記のようになります。

◆自己一致または純粋性（empathy）：クライエントに対する自分の感情や思いを常に意識すること
◆無条件の積極的関心と受容（accept）：クライエントを尊重し、その感情、思考、行動をよいとか悪いとか判断せず無条件的に受け入れること
◆正確な共感的理解（empathy）：「あたかも相手になったかのように」という理解を見失わないで、その場にクライエントとともに居つづけること

（村瀬孝雄・村瀬嘉代子編（2004）：ロジャーズ―クライアント中心療法の現在、日本評論社を参考に作成）

　また、ACPの現場では、クライエントのいろいろな変化を感じ取る感性が重要です。そのためにも単なる傾聴だけでなく、総合的なカウンセリングモデルも必要です。コーレイ（Gerald Corey, 2011）は、カウンセリングの実践として、次をあげています。

---

①クライアントに対する積極的傾聴と理解
②変化の願望の承認
③批判的判断の留保
④適切な温かさと受容の表現
⑤クライアントが経験している世界をあなたが理解していることの伝達
⑥支持と挑戦の組み合わせの提供
⑦変化の内的資源をクライアントが開拓することの支援
⑧変化をもたらすために必要な特別なステップをとることの援助

（ジェラルド・コーレイ著／山添正監訳『コーレイ教授の統合的カウンセリングの技術―理論と実践』金子書房、32、2011）

ACPの現場では、効果的にクライエントや家族との良好な信頼関係を樹立して、有用なケアにつなげていく努力が大事です。ただ、ここで注意すべきことがあります。昔からケアラーは「傾聴には共感が大事」だと教示されてきました。しかしここで落とし穴があるのです。「共感疲労（compassion fatigue）」という言葉をご存知ですか？　クライエントや家族に共感しすぎてしまって、逆に疲労感やストレスが増すという現象です。

　これについては第6章で、詳しく説明したいと思います。

初診からはじまるスピリチュアルケア

　身体の不調を感じて、病院の外来を尋ねるクライエントはすでに多くの不安を抱えています。

　「いったいこの身体の痛み（苦痛）はどこから来るのか」「病名はなんと診断されるのか」「長期の入院になったら困るな」「どんな治療法が待っているのか」「治療は苦しいのではないか」などです。

　初診として外来に訪れる患者さんの多くは不安と怖れでいっぱいなのです。したがって、初診からスピリチュアルケアは必要とされているのです。

　以前は最初の診断を下すまでを「問診」と表現していました、最近は「医療面接」という表現をします。問診は上下関係を想起し、クライエントに質問責めをするために、クライエントは言いたいことも言えない状況があります。それに対して「医療面接」は、心理面接から引用されたように、柔軟な意味合いがあります。しかし、クライエントの立場からしてみれば、医師の判断を仰ぐという上から目線が常套となっているように感じます。

　よく同情と共感をごっちゃにして、「それはお気の毒に」などと表現する医師も少なくありません。一見するとやさしい医師のように感じます。しかし、同情は共感ではないし、クライエントはあわれみをもらいたくて、診察にきているわけではないのです。コミュニケーションについては後述しますが、共感とは喜びも悲しみも同じ目線で共有することであり、相手の発した言葉や思いに答えることです。したがって、診察に来たクライエントの不安な気持ちに、できるだけ寄り添う傾聴が大切なのです。

がんの疑いが認められると、精密検査へと移行します。すぐに詳しい検査が受けられる環境であれば、「悪性か良性か」などの疑念を、すぐに検査結果として理解することができます。しかし、1次検査から2次検査など最近の高度な精密検査（血液検査からX線をはじめCTやMRI、PETなど）を繰り返し、その検査を受けるための予約や当日までの期間、結果が出るまでの長い時間などで、患者の不安は大いに増大します。

　一般に「問診、診断、処方、治療」と展開するプロセスは、心の解決法として仏教の教えにもあります。ブッダ（お釈迦様）は、生老病死を人間の命題と位置づけ、自身がインド伝承医学で学んだことを参考にして「四諦八正道」を確立しました。人生の命題を解決する方法は「問診、診断、処方、治療」に該当する四諦の「苦諦、集諦、滅諦、道諦」にあたります。

　四諦の「諦」は、サンスクリット語でサトヤ（satya,tattva）などといいます。「明らかにみること」「ものごとの実体を正しく把握すること」ですが、伝統的には「苦を脱した至上の幸福、解脱」を表す言葉で、「真理、真実」の意味があります。

　決して「何もしないで諦めてしまう」という意味ではありません。ものごとの道理を知って、適宜、判断をしていくことにほかなりません。臨床で例えるなら、まず、病気になった人の苦しみ、現に生じている病気の状態そのものを「苦諦」ととらえます。「集諦」は病気や病状を起している原因にあたり、病気の苦しみを探り、それを明らかにすることです。さらに「滅諦」とは恢復すべき健康状態のことであり、苦しみを滅したらどのようになるかを考え、「道諦」は苦しみを癒し、病気を治し、回復するための方法を意味しています。臨床場面でいう「問診、診断、処方、治療」と同じしくみなのです。つまり、スピリチュアルペインの本質を明かにすることが「諦（あきら）める」といえるでしょう。

がん告知とスピリチュアルケア

「2人に1人ががんになる」という現代社会ですが、実際に「がん告知」を受けることは楽しい場面ではなく、むしろ多くの苦悶を抱えることになります。

　臨床的には「がんの告知」は3つの局面を意味します。それは「病名の告知」、

「病状の告知」、「予後の告知」です。「病名の告知」は、どの部位がどのような がんになっているかを説明することからはじまります。初診で疑いをかけられ た部位の精密検査を通じて、医師からの診断名が告げられます。まさしく病名 告知はクライエントにとって、その後の生活に大きな影響を与える瞬間なので す。治療方針を聞いて、クライエントや家族と相談しつつ、治療や療法の方向 性を決定していかねばなりません。外科治療、放射線治療、化学（薬物）治療、 免疫治療などの選択肢から、最後は患者自身が選んでいくことになります。ク ライエントが希望をしても部位によっては、選択に余地がない場合もあります。

　「病状の告知」は、治療の経緯からその後のがんの推移を診ながら、たとえ ば縮小、拡大、転移、再発などの説明を受けることです。治療の中断を迫られ ることもあります。特に再発の告知は、クライエントにとっては大きなダメー ジになるケースがあります。一所懸命に治療に専念したのに、治療が効いてい ないということを受け入れなくてはならないという苦痛です。そして薄々感じ るには、やがて「がんが重くなって死なねばならない」という事実を受けとめ ることが必要となることです。

　「予後の告知」は、余命の告知でもあって、これからどのように身体が変化 してどうなるかという告知ですので、死期を意識しなくてはなりません。当然 のこと自らの死であり、家族にとってはかけがえのない人との別れを覚悟しな くてはならない事実です。

　まさに告知の場面は、スピリチュアルペインの場でもあるのです。

　「告知」は「死の宣告」を受けるようなイメージがあります。現代医学では、 もちろん治るがんもあるのですが、多くのがんは死に直結する暗いイメージを ぬぐえません。

　そのときの心の痛みは諮り知ることができません。希望を持ち続けたいと思 うのが心情です。そのことに思いを寄せて「あとどれくらい生きられますか？」 とクライエントからの質問があったときなどは、「食べられなくなると、数週 間でお別れとなる人もいますね」とやんわりと受け答えすることが大切です。

　もし、クライエントが積極的に思いを変容したいというときには、心の持ち 方の工夫として「論理療法」が有効です。

　論理療法（Rational emotive therapy; RET）は、臨床心理学者アルバート・エ リス（Albert Ellis）が 1955 年に提唱した心理療法（Psychotherapy）で、心理的

問題や生理的反応は、出来事や刺激そのものではなく、それをどのように受け取ったかという認知を媒介として生じるとして、論理的（rational、あるいは合理的）な思考が心理に影響を及ぼすことを重視しています。つまり「人の悩みというものは、出来事そのものから生み出されるものでなく、出来事の受け止め方によって生じる」というものです。

　これはABC理論といって、A（Activating Event）「がんが告知された」からC（Consequence）「私は死ななければならない」となるのではなく、B（Belief）「がんは不治の病だから」というビリーフ（思い込み）が影響しているのです。B（ビリーフ）が「がんでも治るかもしれない」と思うことによって「死ぬ」という結末にならないことが可能であるということです。合理的で適応的な受けとめかたをするのがABC理論なのです。

　たとえばがんに罹患したクライエントに、不健全思考（Negative thinking）で「私は2年以内にがんで死ぬ」と思うのを、そうではなく積極思考（Positive thinking）で「私は2年後にはがんが消えて健康だ」と思うことが大事だと医療者側が説明したとします。しかし本当に2年後にがんが消えることは誰も予測できません。この考え方には無理があります。

　そこでネガティブ思考でもポジティブ思考でもない 健全思考（healthy thinking）では、「私は2年以内にがんで死ぬとは限らず健康を取り戻すことは可能だ」と意識します。「不健全思考」は願望であるところの「〜ねばならない、〜であって欲しい」などと現実の事実を混同することから起こっているのです。このような意識の混同を論理的に否定し、健全思考へと変えてゆくのが論理療法の役割なのです。

　健全思考という論理療法は3つの「ビリーフ（信念）」に基づく積極的なカウンセリング法であり、心理療法なのです。その3つとは、

　①論理性がある

　②事実に基づいている

　③人を幸福にする

　というもので、「恐怖、罪悪感、とらわれ、萎縮、優柔不断、頑固」など、生育する中で作られた不健全思考を変容させる手法なのです。白か黒でもなく、プラス思考でもマイナス思考でもなく、双方の思いを受け止めつつ、前を向いて、事実に基づいた論理性を重視して、健全な意識を持ち続ける積極的な信念

が、まさに健全思考なのです。

　サイモントン療法家の川畑は、おなじく論理療法家のマキシー・C・モルツビー（Maxie C.Maultsby）の「5つの質問」を引用して、その思考（思い込み）が健全であるかとどうかを説明しています。

　　1. その信念は、事実に基づいていますか？
　　2. その信念は、自分の信念や生命や健康を守るために役立ちますか？
　　3. その信念は、自分の短期的、長期的目標を達成するために役立ちますか？
　　4. その信念は、問題や悩みを解決するのに役立ちますか？
　　5. その信念は、好ましい気分をもたらしますか？ 4)

　この質問に3つ以上をYESと答えられたら日常的に問題はないですが、3つ以上がNOとなったら、日常的に不健全思考であるとしています。

　実は普段から私たちは思い込みが事実と異なっているにも関わらず、そのことが影響して行動や態度に表れていることが多いのです。

　人生の病気や怪我、事故にあったときの心のありようは、普段からの意識の持ち方に注目することによっても随分変わるものです。

がんサポーティブケアとACP

　がん告知をされたクライエントの心理状態については、前述したとおりですが、どのようにサポートするかは、いろいろな選択肢があります。医療者側はクライエントや家族に、丁寧に説明をしていきます。

　初診から検査があって、がんの告知から病期の決定や治療方針を定めるためには、さらに詳しい検査が続きます。患者はその都度、不安、怒り、葛藤、自責感情、諦めなどの負の経験を余儀なくされます。

　患者が治療の方向を選択するにあたっては、病状や予後を確認したうえで、治療をしないという選択肢もあります。治療する場合は、外科療法、化学療法、放射線療法、免疫療法などから選ぶことになります。

　抗がん剤治療は、薬の開発に40年以上の歴史があり、臨床でその安全性や

効果の評価もあって、患者にはもっとも効果の高い選択肢を提示されます。しかし、抗がん剤がすべてのがんを治すことはできす、副作用に苦しむクライエントは少なくないのです。

　完治することが期待できない状態で、チーム内では「そろそろ緩和ケアがあることを伝えよう」と検討されても、素直に言い出せない現実もあります。早期のがんクライエントに、いきなり緩和ケアを持ち出すことは、実は心情的に容易ではないでしょう。

　こういった場合は、がんに伴う症状、合併症対策、抗がん剤の副作用に対する治療は「支持療法」が適応されることが一般的になっています。「支持療法」は、医療者以外はあまり耳にしない用語で、わかりづらいのですが、最近は、がん治療に伴う心身の苦しみをサポートする医療行為を「がんサポーティブケア（supportive care in cancer）」といわれています。

　「がんサポーティブケアは病状を緩和し、がん治療の副作用・合併症を治療（支持療法）するだけでなく、チーム医療や体制整備も含む包括的なケアを指すとされ、「緩和医療のように『支持療法』がふさわしい」とされています[5]。

　すでに欧米では「supportive/palliative care」として、がん治療の前半部分を支持療法がカバーしオーバーラップしながら、後半部分を緩和ケアにシフトしていくような展開となっていて、グリーフケアにも関わります。

　ACPをすすめていくうえで重要なことは、治療の選択のみならず、療法や予後におけるさまざまな不安や精神的苦痛に寄り添い、クライエントと家族の疑問や苦悩を徹底して聴くという姿勢が大事です。

　最後の場面を施設か在宅で迎えるかという選択も、十分な話し合いの中で、クライエントや家族が最終的に判断ができるようになります。そういったプロセスにおいても、寄り添う姿勢が大事です。

フレイルとACP

　EOL（エンド・オブ・ライフ）ケアでは、フレイル（frailty）が起こります。

　フレイルとは日本老年医学会（2014）が定めている定義では「高齢期に生理的予備能が低下することでストレスに対する脆弱性が亢進し、生活機能障害、

要介護状態、死亡などの転帰に陥りやすい状態で、筋力の低下により動作の俊敏性が失われて転倒しやすくなるような身体的問題のみならず、認知機能障害やうつなどの精神・心理的問題、独居や経済的困窮などの社会的問題を含む概念」のことです。

　フレイルは身体的、心理的、社会的要因があり、高齢者に起こる確立は高いといわれていますが、若年においても環境次第では現出することもあり、医療や介護の現場においては、クライエントのストレスフルな環境が影響しています。特に侵襲性が高い医療行為——たとえば放射線療法、化学療法、手術、循環器関連の処置ほど重大なストレスがかかり影響を及ぼすために注意が必要という報告があります。

　国際的な「フレイルコンセンサス会議」では、フレイルの程度を判断する尺度として「臨床フレイル・スケール」を9段階に分けています。それは「1 壮健（very fit）、2 健常（well）、3 健康管理しつつ元気な状態を維持（managing well）、4 脆弱（vulnerable）、5 軽度のフレイル（mildly frail）、6 中等度のフレイル（moderately frail）、7 重度のフレイル（severely frail）、8 非常に重度のフレイル（very severely frail）、9 疾患の終末期（terminally ill）」です[6]。

　クライエントの症状が、1～5までの壮健状態から軽度フレイルまでは、クライエントも家族もわりと落ち着いた態度が見られますが、6以上のフレイル状態が進行すると、双方に不安や心配が多くなります。

　つまりEOLケアにおいては、できるだけ早くACPを取り入れることが有用であり、この時期のクライエントや家族へのこころのケア、スピリチュアルケアも重要な意味をもちます。

　そのような意味においてもACPにスピリチュアルケアを導入することになんら問題はありません。

　それは、クライエントの人生の価値や生き方を選択する重要な場面でのサポートになるからです。

　ACPを導入するにあたっては、決めの細かい意思疎通が重要でコミュニケーション機能はかかせません。役割として医師、看護師、介護士の治療介護にあたるスタッフか、あるいは心のケアを専門とする心理士やスピリチュアルケア師などを導入することが望ましいのです。コミュニケーションについては、後述することにします。

急変によるこころのケア

　自宅で療養していたクライエントが急変することはよくあることです。その
ときに家族は救急車を呼んで、病院に駆けつけることになります。自宅で穏や
かに最期を迎えたいと希望していたクライエントであっても、在宅医との十分
な連携が取れていない場合は、救急車を呼んでしまうことはよくあることです。

　クリティカル（救急医療）の現場というのは、生命維持活動としての治療が
優先され、そのための設備や器具が整備されるなど、一般人の日常とはかけ離
れた環境です。具体的にはチューブ装着、痛みの恐怖、気管内吸引、呼吸障害、
音による睡眠障害、水が飲めない口腔状態など、さまざまな苦痛が存在します。
これらは大きな心理的抑圧や不安につながり、クライエントはストレスの極限
を体験することとなります。まさに、スピリチュアル・クライシス（危機的状況）
に追い込まれるということです。

　ICU（集中治療室）でクライエントが精神的に混乱する背景は「①睡眠がと
れない、②体が点滴やチューブ等で鎖につながれている感じ、③たび重なる吸
引や不快な処置、④職員が常に見守っている」ことが指摘されています[7]。

　クリティカルな現場もまた、スピリチュアルケアを必要とする環境なので
す。救急場面の特質はありながらも、ケアの本質的な部分においては、クライ
エント本人だけでなく、家族を含む重要他者を対象とした全体的なケアやスピ
リチュアルケアが要となっているのです。

　救急医療ではたらくスタッフは常に医療事故、過誤の回避を求められ、治療、
処置の完璧性を求められるがゆえに、いつも緊張状態が続いています。生理学
的には脳波はベータ（β）波状態で自律神経は交感神経が優位になっています。
つまり心理的にストレスフルな環境です。

　スピリチュアルケアの本質を理解し、ストレスを生きる力に変える智慧が必
要です。それが自分自身を癒すコーピング(coping)というセルフケアなのです。
コーピングには、ストレスの原因そのものを除去しようとする「問題中心型コー
ピング」とストレスをやわらげることを重視する「情動中心型コーピング」が
あります[8]。

後述する臨床瞑想法が双方に有用性をもったコーピングです。

EOLケアとスピリチュアルケア

　ケアの原義として、他者と痛みを通じてつながる関係性を「ホモ・コンパティエンス（homo compatiens）：共に苦しむ人」といい、傍らにいてケアをする人の存在について前述しました。この関係こそが ACP でも重要なヒントとなります。

　ケアというと「なにかをしなくてはならない」（to do）という観念が先行するのですが、スピリチュアルケアにおいては、「傍らに寄り添う」（to be）です。寄り添える関係の重要性は、いうまでもないのですが、最初の意志疎通であり信頼関係をめざすセンス（感性）です。

　臨床でスピリチュアルケアを実施するにあたっては、次の 7 つのプロセスステージを注意深く、実践してきました。

　それは、以下です。

　　第 1 段階：出会い（縁としての関係性の認知）

　　第 2 段階：スピリチュアルアセスメント（「ペイン」痛み、苦悩や「ニード」欲求、希望の内容とその背景となるもの）

　　第 3 段階：援助者の態度価値（クライエントの苦悩に対して援助者の態度とケアの指標を明確にする）

　　第 4 段階：コミュニケーションのあり方（クライエントとケアする側との相互関連）

　　第 5 段階：スピリチュアルケアの実際（痛みやニードに対するケアとそのかかわり方）

　　第 6 段階：グリーフワークの経緯（本人や家族の悲嘆感情に対するかかわりとその支援）

　　第 7 段階：検証、評価（ケア後の家族、スタッフのスピリチュアリティ状態など）⁹⁾

　どの場面でクライエントと関わるかによって、スピリチュアルケアの内容も異なってきます。治る見込みのあるときの関わりは、共に生きている関係性や本人の希望を支える姿勢が重視されます。

また死を避けることができないと予想されるときは、死ぬまでも生き方を模索することになります。

　クライエントは自分の生命が長くないことを感じはじめると、しだいにスピリチュアルな心境を表わし、または宗教的な心情も出てきて、宗教のあるなしにかかわらず、祈りの行為や心情を大切にしたいと思う人もいます。

　死を目前にした人の最も大きな情動反応は「死を恐れる」ことですが、その恐怖心には、肉体的な死の恐怖と不安（痛みに対する恐怖）、精神的な死の恐怖（孤独になるということ）、家族・社会からの分離による恐怖、宗教的な死の恐怖（現世における罪的恐怖）、成就できないための恐怖（やり遂げていないものを奪われる恐怖）などがあります

　そして、自分の生きてきた意味を探り、死を語り合う関係としてのスピリチュアルケアの専門家が必要になってくることも多いのです。あるクライエントは、迫り来る死を前に恨み、羨望、罪悪感、隔離（孤立）感を示すこともあり、病む心を理解ある人と分かち合いたいという望みを抱くことも少なくありません。

　現在日本では、日本スピリチュアルケア学会や NPO 法人日本スピリチュアルケアワーカー協会が認定するスピリチュアルケア師やスピリチュアルケアワーカーが存在し、要請があれば、ベッドサイドへ伺っています。

　また日本臨床宗教師会の認定する臨床宗教師も、全国に配置して、すでに施設職員として雇用され、活動をしている専門職もいます。彼らはすべてスピリチュアルケアやときにクライエントの要望で宗教的ケアを実践しているのです。

EOLケアとチームケア

　チーム医療にスピリチュアリティの涵養が重要なことはいうまでもありません。地域で在宅ケアに関わっているチームは、すでにこのことを熟知しています。

　スピリチュアルケアは、クライエントや家族だけの課題ではなく、スタッフ同士の関係性にも重要な意味をもつからです。よいチームは、スピリチュアリティに富んだ関係性をもっています。ケアチームのなかにスピリチュア

ルケアの専門職が参加することによって、グループの対応能力がアップします。

　「チーム医療」は、正式な言い方としては多職種連携、専門職連携（Interprofessional work; IPW）とされ、イギリスにおいて 1987 年に打ち出された考え方がベースになっています。最近は IPW の実践に欠かせない専門職連携教育（Interprofessional education; IPE）についても、医療や福祉の世界でも議論されるようになりました。これは、プライマリケア（第 1 次ケア）の担い手から、多くの人がかかわって多元的にケアをするしくみへの流れということもできるでしょう。

　日本におけるチーム医療の定義は、「医療に従事する多種多様な医療スタッフが、各々の高い専門性を前提に、目的と情報を共有し、業務を分担しつつも互いに連携・補完し合い、患者の状況に的確に対応した医療を提供すること」とあります [10]。

　早くから、EOL ケアにおいて、スピリチュアルケアとチームケアの必要性を提唱した緩和ケア医師の谷田は、がんの終末期においては全人的苦痛（total pain）が生じるとして、苦痛緩和にはチームとしての役割が重要であるとしています。特に「身体的苦痛としては、がん性疼痛で、精神的苦痛は、不安やおそれ、いらだち、落ち込み、怒りなどで、心理的苦痛や情緒的苦痛とも表現される。仕事や経済、家庭内問題などが社会的苦痛で、スピリチュアリティの危機から生じるのがスピリチュアル的苦痛である」として、「それぞれの専門職がほかの幅広いコメディカル専門職の支援も含めてチームとして全人的苦痛に対応する必要がある」と提言しています [11]。（図 8）

　能動的なチーム医療が叫ばれる背景には次のようなことがありますが、もう少しわかりやすい表現としては、チーム医療とは「みんなで創る医療、連携して創る医療、能動的なチームワークによる医療の協働的創造」という表現もあります。

　水本は、近年にチーム医療の必要性が叫ばれている現状の背景には次の 4 点を挙げています。

◆医療技術の進歩：ゲノム情報によって診断、治療、予防の大きな変革が出て、より専門性の英知が必要となってきた

◆人口構造・疾病構造の変化：高齢化需要に対応した機能分化、在宅医療、在宅介護の継続的ケアへの専門性

◆患者の権利・社会ニーズ：ニーズに対応するために医療人の知識、意見の結集化

◆医療安全：医療事故、医療過誤、薬物の副作用などの抑制・予防へのコミュニケーションづくり

（水本清久『実践チーム医療論：チーム医療とは』医歯薬出版、4、2011）

チームケアを達成するコミュニケーション・モデル

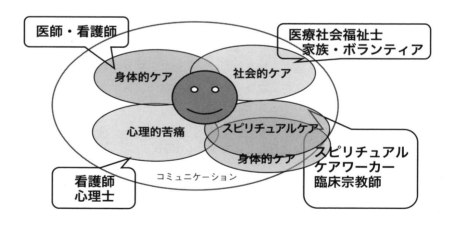

谷田憲俊ほか『対話・コミュニケーションから学ぶスピリチュアルケア』診断と治療社、2011
（谷田作成を大下が一部編集）

【図8】

学会発表に、ときどき医療の現場での医師とナースの信念対立が報告されます。以前は医師の裁量権は絶対的なものがあり、上意下達が一般的でした。つまり一方向的コミュニケーション（one way communication）です。まだそういう傾向の現場も少なくないようですが、複雑化する医療の最前線で、人のいのちやケアのすべてを一人が判断して決定するということは無謀といえるでしょう。これからのコミュニケーションは、双方向コミュニケーション（two way communication）が求められます。しかし、すべての意思決定が平等であるべきという考え方ではなく、現場の差異によってはリーダーやコーディネイターの存在も不可欠です。

　サッカーを例にとって考えるとわかりやすいと思います。ゴールすることを目的として、さまざまな作戦や目標を皆で考えます。そこには司令塔的なリーダーとしての監督がいて、またチームリーダーもいます。ゴールキーパー、ディフェンダー、センターバック、ウイングバック、ミッドフィルダー、センターフォワードなどの役割をとり、練習というシミュレーションを何度も行って、互いの持ち場でのやるべきことを確認し合います。常にチーム全体の中にあって自分の果たす役割を熟知します。そしていざ試合になると、それらの意志を結集統合して対戦に臨みます。予期せぬことが出ても、お互いの信頼とコンビネーションが機能して目的を完遂するように全力を尽くします。そうやって、大きなプレイを成し遂げるのです。

　もちろんサッカーと医療はまったく違ったものです。サッカー選手のように「基本的にサッカーが得意」という共通性は、医療サイドにはありません。特に医学、看護学、薬学、栄養学、リハビリテーションなどの専門性は、それぞれ独自の教育、実習体系があり、一致しているわけではないのです。重要なのは他の専門職および自分の専門職種の役割を理解して、チームワーキングで対等なパートナーシップを発揮し、治療やケアの場面でチーム貢献する力なのです[12]。

　酒井は、医療チームが実践的に活動できるために、「①チームの前提（ビジョン、ルール、活動期間、チームの機能）、②チームのサイズと構成要素（課題や業務に相応する構成メンバー）、③組織的サポートの有無（全体組織内での環境整備）、④チーム内のコミュニケーションの状況（参加と対話によるチーム運営）、⑤明確な目標と目的（活動目標と目的の可視化、責任性など）、⑥チーム活動の

監査・評価（構造の評価、環境の改善など）」が重要であることを述べています。またそのための知識、技能、態度を含む包括的な実践能力（competency）を高める教育活動が、これからの医学系教育や看護管理者に必要であることを強調しています [13]。

　これらの未来志向型のチーム医療を達成するための個人の資質としては、チーム内での人間同士のコミュニケーション力や関係性づくり力が課題であると思われます。

　チーム医療でのコミュニケーションの要点は「①患者の情報や状況の把握が正確にできる、②患者の希望や価値観が把握できる、③医療従事者側、患者側の理解を相互に確認できる、④認識のずれがあった場合も、そのずれに気づき、修正することができる、⑤結果として本当に必要な情報を的確に提供できる」ことといわれています [14]。

　ケアの現場では各人のコミュニケーション能力が特に重要なのです。単なる指示、伝達ではなく、冒頭に述べたように、チームアプローチにおいて、お互いの心を寄せ合う慈愛のある関係性、つまりスピリチュアルな感性がとても大切なのです。

ACPチームに参画するスピリチュアルケア専門職

　前出の「日本スピリチュアルケア学会」は 2007 年に正式発足して、いち早く人材育成を始めていますので、プログラムなどくわしくは学会の HP を参照ください。（http://www.spiritual-care.jp/）

　また「日本臨床宗教師会」は 2016 年に正式に発足し、東北大学に事務局があります。日本臨床宗教師会では、「宗教勧誘をすることなく、公共空間で心のケアを実践する宗教家」を目指しています。そのために内部に厳しい「倫理綱領」や「倫理規約（ガイドライン）」を制定して、日々研鑽に励んでいます。

臨床宗教師倫理綱領

日本臨床宗教師会
20016年2月28日制定

　東日本大震災後の「弔いとグリーフケア」を提供するため、宮城県宗教法人連絡協議会等の支援を受けて2011年3月に設立された「心の相談室」は、「チャプレン行動規範」に基づいて活動を行った。同室は、2012年4月に東北大学大学院文学研究科に開設された「実践宗教学寄附講座」の運営に協力するため、「実践宗教学寄附講座運営委員会」を設置し、2012年9月には「チャプレン行動規範」を改編した「臨床宗教師倫理綱領」を制定した。さらに同室は、より具体的な課題に対応するために、2015年5月に「臨床宗教師倫理規約（ガイドライン）および解説」を制定した。

　日本臨床宗教師会は、これまでの経緯を踏まえて、上記の「臨床宗教師倫理綱領」と「臨床宗教師倫理規約（ガイドライン）および解説」を継承する。臨床宗教師は、宗教・教派・宗派の立場をこえて人々の宗教的ニーズに応える専門職である。実習を含めた臨床宗教師の現場での活動を適切なものにするべく、関係者は本倫理綱領と倫理規約を共有する。臨床宗教師の養成を行う教育組織は、各々倫理委員会を設け、養成中の倫理的事案について対応する。

1　臨床宗教師はケア対象者の個の尊厳を尊重しなければならない。またそれを傷つけることのないよう、常に最大限の配慮をしなければならない。

2-1　臨床宗教師は、その人種、国籍、文化的背景、性別、年齢、障害の有無等によって、ケア対象者を差別してはならない。

2-2　臨床宗教師は、ケア対象者を自らの先入観や偏見に基づいて見ることのないよう、可能な限り心がけなければならない。

3　臨床宗教師はケア対象者の信仰・信念や価値観、社会文化的背景等を尊重しなければならない。臨床宗教師はケア対象者に対して、自身の信仰・信念や価値観に基づいてケア対象者の話を解釈することがないようにすべきである。そのために臨床宗教師は、絶えずそれらを自覚化するよう心がける必要がある。

4-1　臨床宗教師は布教・伝道を目的として活動してはならない。また、そのような誤解を生むような行為は控えなければならない。

4-2　たとえ臨床宗教師とケア対象者の所属宗教・宗派が同じであっても、その両者の信仰の内実は全く同じわけではない。臨床宗教師はケア対象者の個別性を丁寧に受け止め、尊重すべきである。

4-3　臨床宗教師は、安易に自らの信念・信仰や価値観に基づいてケア対象者に対してアドバイスや指導を提供してはならない。ケア対象者が、例え自らの信仰・信念や価値観の観点から見て好ましくないものであったとしても、ケア対象者からの同意なしに、その観点から独善的にケア対象者の価値を判断したり、どうあるべきかを指導したりしてはならない。

4-4　ケア対象者に対する宗教的な祈りや唱えごとの提供は、ケア対象者から希望があった場合、あるいはケア対象者から同意を得た場合に限る。それを提供する際には、ケア対象者のみならず周囲に対する配慮も必要とされる。

4-5　いわゆる「宗教的なゆるし」等、伝統的に宗教者が担う役割は、それがケア対象者から求められた場合にのみ、同時にその臨床宗教師自身がそれを提供するのにふさわしいと判断する場合に限って提供することができる。

4-6　宗教的物品（聖典、冊子、パンフレット等）の配布も、基本的にケア対象者からの要請があった場合に限る。宗教的物品の販売は、これを行わない。販売代行をケア対象者に依頼することも同様に禁ずる。

4-7　ケア対象者が、その臨床宗教師と別の宗教・宗派の臨床宗教師、あるいは同じ宗教・宗派でも別の臨床宗教師によるケアを希望した場合には、ケア対象者の希望に沿う臨床宗教師の紹介を、可能な範囲で行うべきである。　（一部抜粋）

（日本臨床宗教師会：http://www2.sal.tohoku.ac.jp/p-religion/2017/cn8/pg28.html（参照日：令和 2 年 3 月 15 日）

　臨床宗教師研修などで使用する資料を、東北大学の谷山が作成しています。そこには臨床宗教師の役割が「布教伝道を目的としない公共性を担保した宗教者」であるとして、ケアの場面で柔軟に宗教資源の活用ができる有用性を述べています。そして、寺院、教会、神社などで活動する一般の宗教者との違いを明確にしています。

　通常の宗教者は「教え導く」ことがモットーで「信徒の相談に応じる、布教伝道が目的、スピリチュアルケア・宗教的ケア・教化活動が区別されにくい、宗教協力に積極的だとは限らない」とし、臨床宗教師は「寄り添う」ことをモットーに「信徒以外の相談に応じる、布教伝道を目的としない、スピリチュアルケア・宗教的ケア・教化活動の違いを意識する、宗教協力を前提にする」としています [15]。(図 9)

　こういった臨床宗教師の登場によって、何が変わるでしょうか。実は、スピリチュアルケアを果たすだけでなく、臨床場面でケアスタッフ同士やクライエ

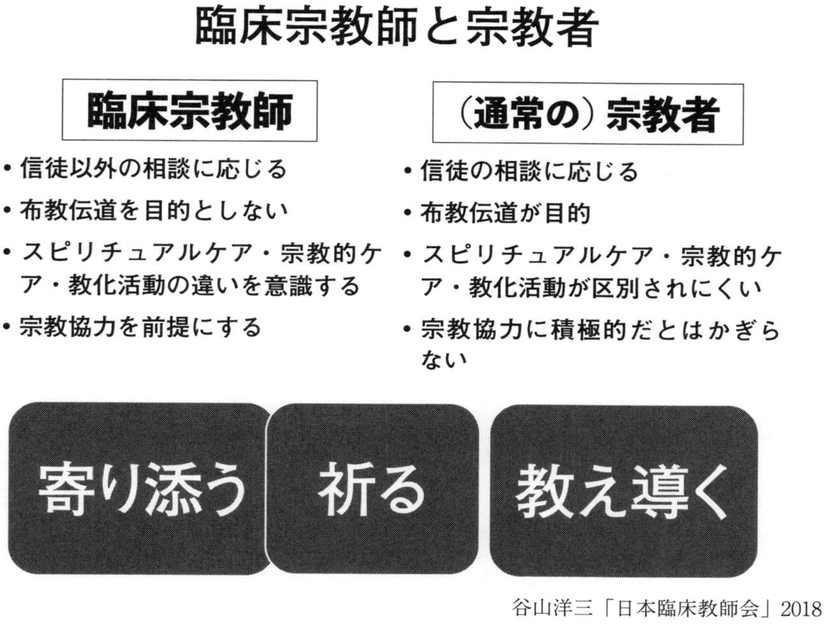

臨床宗教師と宗教者

臨床宗教師	（通常の）宗教者
・信徒以外の相談に応じる	・信徒の相談に応じる
・布教伝道を目的としない	・布教伝道が目的
・スピリチュアルケア・宗教的ケア・教化活動の違いを意識する	・スピリチュアルケア・宗教的ケア・教化活動が区別されにくい
・宗教協力を前提にする	・宗教協力に積極的だとはかぎらない

寄り添う **祈る** **教え導く**

谷山洋三「日本臨床教師会」2018

【図9】

ントとこれまで避けてきた「生と死」の課題について容易に語り合える機会が多くなるのです。臨床とは、病院などの施設という意味だけでなく、対人援助の現場という意味です。そこでの自然な死生観の語らいや交流がとても意味のあることなのです。まさにナラティブセラピーの場なのです。

　こころのケアには、精神科医や臨床心理士の助けも大事ですが、彼らの中で死をオープンに語り合うことを学んでいる人は稀です。緩和ケア医師種村は「死ぬのが怖い」「死にたくない」という自己を認め、そこから「死ぬことは怖くない」という思いに変容するプロセスにおいて「死を語り合う」ことのスピリチュアルケアの意義を強調しています。そして、スピリチュアルケア実践の2つの理論構成は「過去の人生・生き方を肯定できるようにかかわること」と「今まで大切にしてきた価値観、信念を手放して、新しい価値観・信念に変容していくこと」だと述べています[16]。

　ACPで重要なことは、人がいのちのことを柔軟にもの語れる場をつくるこ

となのです。

　元気なうちは「あの世なんてない」と豪語していた人が、避けられない自己の死が目前に来たときに、それまでもっていた価値観によって苦しさが増すことも大いにあります。そんなときスピリチュアルケアでは「あなたの信じてきた価値観を変容することは自由ですよ」という支援の方法があります。これは一方的に決めつけ、押し付けるものではありません。一緒に語り合い、考えていくプロセスの中で、本人が安心できる死生観に到達することなのです。

　仏教もキリスト教もそしてイスラム教も2000〜2500年の歴史の中で、死と生の課題やそのことで苦悩する人々を救済してきた歴史があります。世界宗教は、永い間この世とあの世の存在を説いて多くの人々に安寧をもたらした経験があり、その現象を客観的に考察するのが宗教学という学問なのです。

　今日われわれは、人類が経験してきた宗教体験を文化的財産としてケアにいかす工夫をすべきではないでしょうか。スピリチュアルケアは、宗教的な資源と英知をクライエントの心の安らぎと癒しに役だてるシステムであり、それをチームケアとして達成することなのです。

　広い視野で死を語り合うことができる担い手が、たまたま臨床宗教師でありスピリチュアルケア師です。それは「さまざまな信仰を持つ人々の宗教的ニーズに適切にこたえることのできる人材」であり「公共的空間で心のケアの役割を果たす宗教的ケアの専門家」なのです。

ACPにおける死生観と宗教的心情

　医療の現場に宗教的心情が反映されるためには倫理的配慮が欠かせません。人が個人的自由性から主体的に参拝する教会寺社仏閣へ出むくことになんら異論はありません。しかしケアの現場では「ケアされる対象者」がそこにいるわけですから、土足でクライエントの心象世界に入ることは許されません。EOLケアの場面では、クライエントの心情はさまざまなのです。

　限りある生命を感じとった患者さんの心情はさまざまであり、その支援のあり方もいろいろあります。その視点に立って、その人の死生観を支えることが最も大切です。生き方、死に方をみんなで話し合ってゆくことがACPな

のです。

　死生観を考察することはスピリチュアルケアの学びとして重要ですが、同時に、前述のホスピス・緩和ケアの意識調査にもあった宗教的ケアとスピリチュアルケアの相違と類似性についても、しっかりとした認識をもつべきでしょう。

　宗教的ケアとは何でしょうか？　それはスピリチュアルケアとどう違うのでしょうか？

　また、世界宗教（仏教、キリスト教、イスラム教）のもつ救済的色彩を超えて、純真にスピリチュアリティを求める人々も、現代のスピリチュアリズムの主役になってきたといえます。宗教は、ある意味で集団やグループの関係性を重視しますが、個人のスピリチュアリティにおいては、共同体への帰属意識や伝統よりも、個人主義として自己実現や個の癒しを目的としています。そういう意味でも、現代は救済宗教から新たなスピリチュアリズムへの動きが加速している一方で、東北震災以後に顕れている現象として、仏教などの伝統宗教を必要とする人々の姿も看過できません[17]。

　宗教界内部でも、新しいスピリチュアリティに対する深い理解が広まっていることも確かです。伊藤は、スピリチュアルケアにおけるスピリチュアリティの発露を吟味する中で「『宗教』は『超越性』の言語であり、スピリチュアリティは言語運用能力だ」としており、言語だけで表記できない深遠さがスピリチュアルケアへの関心につながっていると説明しています[18]。

　EOLケアにおいてクライエントは、ときに自己の存在についての矛盾や究極的な無意味さを強調し、失望と禁欲的な諦めを示すことがあります。そのようなときに、スピリチュアルな苦悩が宗教的ケアによって緩和されることも少なくないのです。

　宗教について、その深い世界観を、人間の言葉ですべて説明できるものでもありません。同時に、宗教を理解するには、形では表現しきれないスピリチュアリティが必要であるともいえます。

　宗教のもつ遺産価値や深遠な叡智のスピリチュアリティは、EOLケアに重要な役割を果たすのです。

スピリチュアルケアと宗教的ケアの違い

　スピリチュアリティと宗教について、もう少し深く考察してみましょう。

　宗教の定義は、聖なるものとのつながりを表現することが多いのですが、のちの人間性心理学に影響をあたえたとする歴史学者、哲学者であるデイヴィッド・ヒューム（D.Hume, 1771-1776）は、「多神教を信奉したあらゆる国民において宗教の最初の諸観念は、自然の仕組みの静観からではなく、人生の出来事に関する関心および人間精神を動かす不断の希望や恐怖から発生した」として、苦悩する人間存在や社会を構成する人間としての営みがあるからこそ宗教があることを表現しています[19]。

　人が宗教に抱く観念は、上（神）から降りてくるという感覚と、大地や自然から発生して向上するというような宗教意識があります。そしてそれらの宗教心はスピリチュアリティの一部として想定できますが、WHO やわが国での議論をみると、宗教性とは切り離して考えるべきであるという意見は一定の理解を得ています。しかし、実は臨床においては、スピリチュアルケアと宗教的ケアの関係性を完全に二分するというのは容易ではありません。

　非宗教的な側面からのかかわりであっても、また宗教的な側面からのかかわりであっても、スピリチュアリティの向上においては、どこかで重なり合う部分があるからです。ケアの導入部での違いこそあれ、クライエントの精神面を総合的に判断していくと、宗教性が関連することが多々あります。

　私が臨床経験から得た知見では、クライエントからどのように宗教的ケアが求められるかはクライエント自身の希求に委ねられるべきです。わかりやすくいえば、宗教的ケアは「ケアする側の宗教的テリトリーに相手を引き入れてケアすること」であり、スピリチュアルケアとは「ケアされる側のテリトリーに入ってケアを試みることであり、その主体性は常にクライエント側にある」ということです。

　強調するならば、宗教的ケアは、ある特定の信仰に基づいて行われるケアといえます。現代の科学的合理主義を信奉し主張する人たちや、行政や公的機関に所属する人には、憲法の政教分離の原則をもって宗教に対する一定の批判が

あります。

　それは宗教がもつ機能として「①集団への帰属を求め、集団の規範や権威体制に服することを求めること、②キリストやブッダのような唯一の至高の人間、あるいは神的超人的な存在への帰依を求めること、③自己の属する宗教のみが正しく他の宗教や思想的立場は無価値であるかごくわずかな価値をもっているにすぎない、④神などの超越的存在による死後の報いを説き、信じないものが罰せられるとする二分法がある」とされていることです[20]。

　しかし、人は永い人生経験を通して何らかの宗教的な経験をし、その宗教性が生活環境に影響を及ぼしていることも少なくありません。たとえば、お正月に神社仏閣へ初詣にいき、お札やお守りを授かって、家にお祀りするとか、お彼岸やお盆に墓参りの習慣があるなどと、宗教性を拠り所にし、自身の課題を解決する手段として大切にしている人もいれば、日常生活には影響しない範囲でエピソードとして語る人もいます。本来の宗教的ケアとは、信仰をもっていない人へ宗教的教理や祈りを紹介するというよりは、宗教的枠組でその人が生きること死ぬことの意味を探求できるように援助をすることなのです。

　臨床での宗教的ケアの目的としては、病気や障害、苦悩を癒すあるいは快癒したいという内面的希求を、祈りや典礼の行為に替えることにあります。そこには祈る対象として統合的あるいは絶対的で究極的な存在者（仏、神）がいて、祈りや内省という行為によって、その対象や究極的自己との関係性を保持・恢復することを目指しています。祈りによって、超越的なエネルギーの享受（ご加護、お蔭、恩恵など）を体感し、実際に快癒に向かう人も少なくないのです。医学では想定できない事実もあります。また、たとえ身体的な病気が治らなくても、大いなる存在に救済された、救われたという思いが感じられるようなケアが、宗教的ケアの特質といえましょう。

　こんな事例があります。ある末期のクライエントが私に、緩和ケア病棟に備え付けの移動用ブッダ像を枕元へ持ってきてほしいと懇願してきたことがありました。私はスタッフから仏像を預かり、枕元で一緒に短いお経を唱えました。その祈りによって、クライエントからは安心と安らぎの思いを表出されました。つまり、クライエントの要請に応じての宗教的ケアを実施することで、クライエントのスピリチュアルニードに対応したことになります。

　一方、宗教を意識しないスピリチュアルケアにおいては、自己の存在が不安

と恐怖に襲われたときの拠り所となる価値観や哲学的思考などをともに探しつつ、クライエントと援助者がともに安心できるような心の着地点を見出し、共有することもあります。今日では従来の神や仏といった特定の超越的存在を意識しなくても、超宗教的な「サムシング・グレイト」を想起する人は少なくないようです。

　宗教を背景とするスピリチュアルケアの目的は、実はそれぞれの宗教がもつ教義的な枠組みを越えたところの、いわば超越的な精神性です。これが東北震災以降の臨床宗教師の活動に受け継がれています。

　特定の信仰や宗教を持ち合わせていない人であっても、「おおいなるいのち」に救われたいと思うことや、心身を委ねたい、祈りたいと思う心情は特別なことではないのです。

　宗教を心理学的経験から考察したマズローは、形而上学的、神学的、教学的観念に縛られることなく、スピリチュアリティを宗教とは区別して考えたうえで、人の純粋なスピリチュアリティと宗教的なスピリチュアリティとの棲み分けを説きました[21]。

　さらに宗教を背景とするスピリチュアルケアの目的は、実はそれぞれの宗教がもつ教義的な枠組みを越えたところの、いわば超越的な精神性です。これが近年の臨床宗教学に受け継がれています。

　宗教的な用語では天、神、仏などと表現し、宇宙性、大自然的な包括的いのちは、さまざまな信条や教義を超えた超越的で統合的なスピリチュアリティの領域になります。（第2章44頁図1参照）

　このような見解から、私は無理に宗教的ケアを一般スピリチュアルケアから切り離して考えるのではなく、大きなスピリチュアルケアの領域の中に宗教的ケアが含まれると理解したほうが、臨床的にはより現実的だと考えています。あまりこだわらずに自然体でクライエントと向き合うことが肝要です。

　スピリチュアルケアとは「生死を歩む人の今に寄り添い、"縁"の力を最大限に活かし、その人が、自己のいのち・人生を統合しようとすることをたすけること」なのです。

スピリチュアルケアにおける平行軸と垂直軸

　死に直面したときの宗教の役割を肯定する人が増加していることは先述しました。そのことは、EOL ケアでは、スピリチュアルケアと宗教的ケアの双方が有用であることを意味します。

　しかし、田村らは「患者・家族が有用と考える宗教的ケア」についての調査研究を実施し、「宗教的ケアを受けた患者や遺族は、宗教的ケアをおおむね有用と評価している」という結果と、「医療者側の宗教的ケアについての有用度が低い」ことを報告しています[22]。

　ケアの場面では、ケアするものとケアされるものが対立構造にあっては、スピリチュアルケアの目的は達成不可能です。また、相手を助けたいと思う自我意識が強ければ強いほど、それを保持する「わが心」は試練を伴うものであり、難しい課題と直面することになります。ややもすると、「ケアをする」という善意や大儀が一人歩きして、クライエントの希望しない意識や信念を押し付けてしまうことが起こります。

　特に、信仰を理念とする宗教立の施設環境ではこの傾向が強いものがあります。ケアの提供者は自信をもって理念の実践にあたるのですが、ケアを受ける当事者にとっては心理的な負担を強いられることも少なくないのです。心理的圧力や同調圧力になってもいけません。

　施設管理者の宗教的理念が現場の実態と相反しているケースがあり、かえってスタッフ同士の関係性をまずくしている状態が見受けられます。宗教的ケアには、常にそういう落とし穴があることに留意すべきです。医師や看護師、宗教家、ソーシャル・ワーカーなどの療法家が、本人が望まない宗教的なかかわり方により、クライエントの精神的環境にネガティブな作用を及ぼしてしまうことは避けなければなりません。

　宗教性を包括するスピリチュアルケアを理解するために、第2章の「スピリチュアルケアの2層モデル」で紹介した「実存的スピリチュアルケア」と「統合的スピリチュアルケア」の具体的なケアの仕組みは、平行軸と垂直軸で深めることができます。

スピリチュアルケア研究をしているE・J・テイラー（Elizabeth J.Taylor）は、スピリチュアリティの次元的研究をしたストール（Stoll,1989）の「垂直的次元には神、超越者、志向価値とのつながりを言い、水平的次元は自分自身の信念や価値観、ライフスタイル、生活の質、または自己、他者、あるいは自然との相互作用による神との関係という至高なる体験の反映および具現である」という説を紹介しています[23]。

　筆者は、前述のごとくに「縁の構造的理解」をスピリチュアルケアの中心において枠組みを考えました。私の考えに近い看護論が前述のストールの理論でもあります。それは、スピリチュアリティの解釈を「自縁」「他縁」としての水平軸に、超越性や志向価値を「法縁」として垂直軸におくという構造です。または自己、他者、あるいは自然との相互作用による、至高なる体験の反映およびその具現化は、まさに、自縁、他縁、法縁の構造なのです。（第2章60頁図7参照）

　人間や社会関係を平行軸とするなら、スピリチュアリティは垂直軸です。たとえば、「社会的なこと」「感情的なこと」を平行軸の出来事と整理すると、スピリット（魂）は上へ向かう垂直軸であることが明確になってきます。これが究極のスピリチュアリティ理解とスピリチュアルケアの指針となるものです。

　その考え方は古代の日本にもありました。人類の基層文化に着目し、他界観の研究に詳しい民俗学者の柳田國男は、沖縄方面では水平他界観を「ニライカナイ」、垂直他界観を「オボツカグラ」というと説明しています[24]。

　さらに、多くの研究者の分析によっても、死後の世界において、ニライカナイは肉体を離れた霊的世界で、神の住処を表し、天上という次元の高い方向性を示す他界がオボツカグラであるという説明があります[25]。

　「幽界、霊界、精神界」を語る超心理学の世界では、この世的な三次元から、四次元以降の世界を意味します。次元とは物理学でいう時空間の広がりを指しますので、私たちの住んでいる地球上では縦、横、高さという三次元ですが、時間軸を入れると四次元ととらえます。

　異次元を扱う物語を真実とみるか空想とみるかは、その人の判断ですが、仮説としてその異次元、つまり五次元、六次元、七次元、八次元、九次元、十次元があると想定して、スピリチュアリティの進化と連動していると考えるなら

ば、おのずと「生き方」も見直され、人生模様も変化するのです。

　心理学者の三上は、自身の体験や研究からスピリチュアルな次元の詳しい考察をしています。特にイギリスの医師コナン・ドイルからのスピリチュアル・メッセージを中心にまとめた「死後の世界の階層図」（『コナン・ドイルは語る——リセットのシナリオ』三上直子・山川蓮共著、地湧社刊、2016年）や『死の向こ

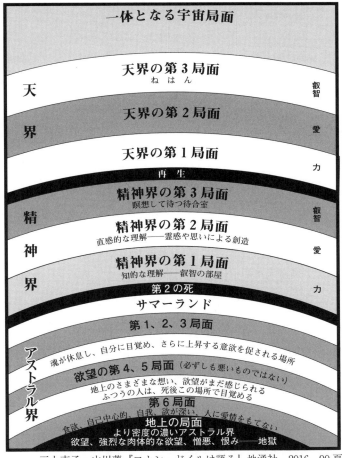

三上直子・山川蓮『コナン・ドイルは語る』地湧社、2016、90頁

アーサー・コナン・ドイルによる生命と意識の進化の局面図

【図11】

う側・我々はどこから来てどこへ行くのか』（サラ企画刊、2018年）の解説では、平行軸の現象世界での修行体験が、垂直軸としての死後の世界の移行に影響することが詳細に述べられています。（図11）

　これら、三上の東西の詳細な文献研究とスピリチュアリティの交流から発信された「次元上昇」や「リセット・リスタート」などの考察はきわめて興味深いところです。興味ある方はこれらの本を読んでみてください。

　この「平行軸」と「垂直軸」の瞑想によるたかめ方については、第5章で詳しく説明します。

ABモデルを用いたスピリチュアルケアのアセスメント法

　さてスピリチュアリティの構造と関係性については、前述の自縁、他縁、法縁の構造でかなり理解されてきたと思います。

　では、実際の臨床では、これをどう活かせるでしょうか。

　スピリチュアリティに課題をもつ人に対し、効果的、かつ意味をもってかかわるには、適切な診立て（アセスメント）やケア要約（サマリー）が欠かせません。臨床現場でナースがスピリチュアルケアを行う際にも、このSCAS（スピリチュアルケア・アセスメント・サマリー）シートは有用ですし、緩和ケア病棟や在宅ケアでの臨床事例のまとめや、事例のスーパーヴィジョンを行う際の学習教材としても活用しています。SCASシートの内容について、以下に詳しく説明していきましょう[26]。

　このシートは筆者が以前に客員教授をつとめた高野山大学時代に和歌山医科大学との共同研究によって開発したものですが、その後、研修依頼のあった看護協会やスピリチュアルケア学会認定資格を受験する養成プログラム団体「NPO法人日本スピリチュアルケアワーカー協会」の臨地実習のテキストとして運用をしてきました。それが「対話記録検討用」のAシート（図12）を活用した「Aモデル」と、ケアのサマリーを書いて、スタッフ間でクライエントのスピリチュアルケアについて共有や検討するためのBシート（図13）を使用した「Bモデル」なのです。

①３つの縁生をもとにしたアセスメント

　本来、アセスメントシートとかサマリーというのは、初回面接・相談から、支援・援助活動終了に至るまで、面接、傾聴、観察、対話、ときには心理評価などを通じて、スピリチュアルな苦悩、課題や要求、欲求、希望に対して、効果的に支援や援助を行うための手続きやケアを要約したものです。

　SCAS シート作成に先立ち、われわれはスピリチュアルケアを次のように

スピリチュアルケア・アセスメントシート A（SCASS-A）

面接日　　年　　月　　日　　　SCW 氏名　　　　　　　所属							
クライエントの概要：							
CL の状況	CL の言葉	SCW の言葉	SCW の思い・考え	CL の状況	CL の言葉	SCW の言葉	SCW の思い・考え
	1 2 3 ・ ・ ・ ・ ・ ・	1′ 2′ 3′ ・ ・ ・ ・ ・ ・					

【図 12】

スピリチュアルケア・アセスメント・サマリーシート B（SCASS-B）

面接日　　年　　月　　日　　SCW（援助者）氏名		所属	
クライエント氏名：		面接中の様子（表情・態度）	
面接時の身体状態：	面接時の精神状態：		
	痛み・欲求	対話記録からの抜粋（番号併記）	SC・アセスメント
自縁（自己）	痛み（苦悩・課題）		
	ニード（欲求、希望）		
他縁（他者、社会）	痛み（苦悩・課題）		
	ニード（欲求、希望）		
法縁（統合縁）（超越縁）	痛み（苦悩・課題）		
	ニード（欲求、希望）		
心理査定の有無	SCW（援助者）の面接当初の内面的心情、感想：		SCW（援助者）の面接

【図13】

定義しました。「スピリチュアルペインを内在し、あるいは訴えようとするクライエント（ケアの対象者）に対して、ケアを提供する側（援助者、スピリチュアルケアワーカー、セラピストなど）がともにその実態を、自縁、他縁、法縁の3領域から明らかにして、苦悩からの超克、解脱に至る営み」と。

　「自縁」とは、自己の内証的な縁をいいます。自分の人生を振り返って、苦悩の意味、自己の課題と価値、目的、克服できたこと、幸せと感じたことなどについて問いかけていき、さまざまな痛みや苦悩を抱えた否定的な自己と、将来への希望やニードを備えたポジティブな自己があることを認識します。仏教では、能動的に自己への取り組みを図ることを「自利」と表現します。

　「他縁」とは、衆生縁や他者縁といわれるもので、主に伴侶、家族、知人、友人、恩師、仕事、草花、田畑など、人生においてかかわりをもった対象との並行的

		面接： 　回目
面接後期の精神状態：	クライエントの情報（主訴、既往例、家族・社会歴など）	

レベル	SC・ケアプラン（I期）	グループ内の意見	SC・ケアプラン（II期）

終了時の内面的心情、感想：	ケース全体を振り返って：

な縁生を考察するものです。それぞれの関連の意味や、そこで営まれた多くの出来事の価値について問いかけるもので、仏教では能動的に他者にはたらきかけることを「利他」といいます。

「縁（えん）」とは、宇宙意識をあらわします。ここでは自己を超えた意識（大自然、宇宙的意識、神、仏など）との出会いや、統合意識、超越意識との関連を考察するものです。人生におけるさまざまなスピリチュアルな経験は、サムシング・グレイトとの融和、和解、感懐、至福、開放、解脱などのポジティブな縁生について問うものです。仏教では苦悩から解脱した平安で安楽な境地を「涅槃（ねはん）」「極楽浄土（ごくらくじょうど）」などと表しました。

このことから、縁生理解は過去の関係性だけを取り上げるのではなく、目の前にいるクライエントとの未来へ向けて、新たな「希望実現」を構築する意味

も含まれています。縁によって生じたさまざまな関係性が、「私とあなた」という新たな縁によって、相互のスピリチュアリティの成長につながることが期待されるのです。

② SCAS シートをどのように活用するか

SCAS シートには、クライエントと援助者の対話記録をそのまま記入する「コミュニケーション記録」という頁があります。この内容を分析して、スピリチュアルケアのサマリー（要約）を作成していきます。クライエントの状況（外見など）、言動の内容や感情の反応といった情報を分類し、痛みや苦悩を抱えた「ネガティブな自己」と、将来への希望やニードを備えた「ポジティブな自己」に整理して考察、検討します。援助者はこれらを踏まえてクライエントの痛みやニーズの強弱を測り、適切なケアプログラムを立案します。サマリーは、アセスメントの後に作成するのが本来的な手順です。

しかし、スピリチュアルケアの臨床現場では、そのような形式的な援助にこだわる必要はありません。なぜなら、人生の集大成としての終末期にあるクライエントや、重大な課題を抱えて苦悩している人へのかかわりは、一瞬一瞬が貴重な縁であり、アセスメント、サマリー、援助が同時に必要となることが稀ではないからです。

むしろこの SCAS シートは、ケア事例の全容を検証・評価するための、振り返りや話し合いに活用するのが効果的なのです。

また一方で、記録を残すことの意味は、援助者自身のスピリチュアリティを守ることでもあります。それは「①面接内容の備忘録となる、②内容をいったん忘れて心が自由になる、③事例を客観視できる」という大切な意味です。スピリチュアルケアにおいては、常に援助者自身のスピリチュアリティも保障され安寧であるべきです。ケースに拘泥して、援助者のこころが不自由になってはなりません。別のクライエントにも落ち着いてケアにあたれるよう、精神的循環とリフレッシュが不可欠です。

さらに SCAS シートは、援助者の行為行動が独善にならないための「振り返り」の意味をもちます。ケアにあたる「私の思い」を常に注視することで、援助者の純粋性が問われるのです。クライエントの反応から、ケアにあたる「私」がどのような感情を体験しているのか、常に自覚することになりますし、プラ

イベートな情報や内面的な真実を語ってくれるクライエントに対して、自分が真摯に向き合っているかが問われます。

このように、ケアを提供する側のスピリチュアリティも検証できる点が、従来の症例的なアセスメントシート、サマリーシートと異なるところでもあります。

スピリチュアリティとトランスパーソナル心理学

ACP や EOL ケアを実施していく過程でクライエントや家族、そしてケアラーのスピリチュアルケアは共に重要なテーマであることを理解してきました。しかし、スピリチュアルケアは宗教的な意味合いを含みながら、特に医療界では疾患に苦しむ人間存在の現実的な心に内在する苦悩の本質として以前から注視されてきています。また心理学においても早くからその研究は始まっていました。

マズローは、それまでの人間主義心理学が、神を否定し、合理的、常識的、論理的、経験的で超越的でない知見を批判して、人間性の最高価値に焦点をあわせた「トランスパーソナル心理学」という新しい見識を提案しました。さらには瞑想などの体験や宗教体験によって得られた高次のスピリチュアリティや心理状態を「至高体験」としてその後の心理的治療に影響をあたえることとなりました[27]。

マズローから展開されたスピリチュアリティの心理学は、こんにちさまざまな領域で重視され、看護のケアにおいてもケアラーとクライエントとの関係性をより親密で互いの人間性を高めあうケアリングの概念として応用されてきています[28]。

それらのトランスパーソナル心理学をもとにケアのモデルを作成したマーガレット・ニューマンは、人の混沌とした精神状態であっても、そのパターンを理解し、再組織化することによって、統一的・変容的パラダイム（unitary transformative paradigm）に至ることができるとし、その中で「現象はパターンによって、またより大きな全体との相互作用によって明確化される。変化はシステムが組織化と混乱の段階を経てより複雑な組織化へと向うにつれて一方

的、予測不能的におこる。破壊の過程は再組織化の一段階と考えられる。変化は変容的である、すなわち、それはただちに全体に影響を与えるものである。健康とは、隠された秩序が徐々に明らかになる全体の進化するパターンであると考えられる」と説明しています。ケアは、クライエントの細かい心的変化に囚われるのではなく、徐々に変容するスピリチュアルな現状に即して寄り添い、全体の大きな慈愛のケアの中でクライエントの人間存在をまるごと受け止めていく姿勢を強調しています。さらにそのことが、個のスピリチュアリティの変化は、仏教でいう「安心」という究極の安らぎに導かれるものなのです[29]。

ウィルバー（2000）は、スピリチュアリティの定義として「①志向体験ないし変容状態、②意識の発達ラインにおける最高の状態、③意識の発達ラインの中で独立したひとつのライン、④愛、信頼といった、精神的な態度、姿勢」と説明しています[30]。

このように近年の内外のスピリチュアリティ研究は、これまでも多くの論文や文献を排出してきました。従来は医療現場では EBM（Evidence Based Medicine エビデンス・ベースト・メディスン）という科学的な実験を通じて、おもに量的研究において根拠が最優先され、エビデンスの乏しい臨床研究はあまり重視されてきませんでした。しかし、近年は NBM（Narrative Based Medicine ナラティブ・ベースト・メディスン）というクライエントの語る言葉や物語を質的な研究方法として、ケアに活かそうとする動きも多くなってきています。一方わが国では、東洋において 2000 年以上にわたって活用された関係性を表す用語として「縁起」の思想に注目し、その構造的理解からスピリチュアルケアを実践する尺度表として、SCAS シートの活用が各地の緩和ケア病棟で始まっています[31]。

ここで注目すべきことは、心身相関を扱う医学において、瞑想や瞑想療法が必然的にクローズアップされてきていることです。クライエントの心理的、スピリチュアルケアおいては、宗教的な視点を抜きにして語ることはできなくなってきています。あえて宗教意識をもちいなくても瞑想はできますが、クライエントにとっても瞑想は、心身相関に関る自己成長のプログラムとして有効なのです。

臨床場面だけでなく、教育の領域においても、心理・精神療法的なアプローチ

は、個の尊厳性の陶冶や人格形成の教育活動の一環として活用できるのです[32]。

　ケアラー自身のスピリチュアリティ機能をたかめるためには、瞑想実践は欠かせないのです。

ACPスタッフにGRACEという瞑想

　緩和ケアに30年関わってきた医師高宮は、医療人のセルフケアにマインドフルネス瞑想の重視を呼びかけています。これは「医療者向けの燃え尽き防止プログラム」を開発した医療人類学者で僧侶のアメリカのジョアン・ハリファックス（Joan Halifax）の"GRACE"プログラムを導入し、国内に「日本GRACE研究会」を組織してその普及を図っています。

　"GRACE"とは、5つのプログラム化された用語で、

1）Gathering attention（身体感覚に注意を集中し、呼吸を整え、地に足をつけ）、
2）Recalling intention（何をしようとしているかという意図を想い出し）、
3）Attunement to self/other（まずは自分の思考、感情、身体に波長を合わせてから他者の波長にも合わせ）、
4）Considering what will serve（何が最もその場で役に立つかを考え）
5）Engaging and Ending（相手に関わり・なすべきことを行い、1度関わった患者との課題を終わりにして次に備える）というものです[33]。

　"GRACE"は、臨床家がレジリエンス（回復力、現実に立ち向かう力）を身につけ、患者との相互作用の中で寄り添い続けるためにも有効なプログラムであるとして提案されたものです。スタッフがバーンアウトしないよう支援するリーダーの活用ともされて研究会が発足したようです。

　高宮の説明は、ジョアン・ハリファックスの原文を意訳して、死の臨床スタッフが応用できそうな解釈になっているのが特徴ですが、これまで可視化的科学としての医療の現場に、心の世界を描く瞑想の英知をもたらした功績は大きいといえましょう。

　"GRACE"も有用であるといえますが、マインドフルネスを活用したACT（Acceptance and Commitment therapy）は、さらにEOLケアでの闘病中の方のセラピーやスピリチュアルケアとして活用できるのではないかと思っていま

す。このように、ACP にはさまざまなケアの仕組みが潜んでいます。

　筆者は、マインドフルネスだけでは説明できない前述の「統合的スピリチュアルケア」にも応用できる「臨床瞑想法」を開発し、その普及を医療、介護界ではかっています。

　臨床瞑想法は ACT との親和性があり、これについては具体的に後述したいと思います。

参考文献

1) 広井良典『ケアを問いなおす―〈深層時間〉と高齢化社会』筑摩書房、2008 年、172 頁。

2) 樋口和彦『ユング心理学の世界』創元社、2000 年、89 頁。

3) 大下大圓『ケアと対人援助に活かす瞑想療法』医学書院、2010 年、162-163 頁。

4) 川畑のぶ子ほか『3 つの習慣で私が変わる』日本看護協会出版会、2018 年、83-85 頁。

5) 田村和夫「がんサポーティブケアのいま・これから」『新薬と臨床 J.New Rem,& Clin.』67(8)、医薬情報研究所、2018 年、971 頁。

6) 会田薫子『意思決定を支援する―共同決定と ACP：医療介護のための死生学入門』東京大学出版会、2017 年、102-105 頁。

7) 松浦健児ほか『看護・医療の心理学』実務教育出版、1997 年、134 頁。

8) 田尾雅夫・久保真人『バーンアウトの理論と実際』誠信書房、2005 年。

9) 大下大圓『ケアと対人援助に活かす瞑想療法』医学書院、2010 年、47 頁。

10) 厚生労働省チーム医療の推進に関する検討会報告書、2010 年：https://www.mhlw.go.jp/stf/shingi/other-isei_127348.html/（参照日：令和 2 年 3 月 15 日）

11) 谷田憲俊「スピリチュアルケア―コミュニケーションからの展開」『対話・コミュニケーションから学ぶスピリチュアルケア』診断と治療社、2011 年、4 頁。

12) 大塚眞理子「専門職連携教育の現場から専門職連携教育と精神科看護領域における展望」『精神科看護』36(10)、精神看護出版、2009 年、23-29 頁。

13) 酒井郁子「未来のチーム医療に向けた「専門職連携」教育・実践の潮流」『看護管理』23(10)、医学書院、2013 年、880-882 頁。

14) 有田悦子「チーム医療におけるコミュニケーション」『実践チーム医療論』医歯薬出版、2011 年、66 頁。

15) 谷山洋三、東北大学、臨床宗教師研修会、2018 年。

16) 種村健二朗「死ぬ苦しみからの解放とスピリチュアルケア」『スピリチュアルケアの根底にあるもの』遊戯社、2012 年、137 頁。

17) 島薗進『現代宗教とスピリチュアリティ』弘文堂、2012 年、112 頁。

18）伊藤高章『スピリチュアルケアを語る―ホスピス、ビハーラの臨床から』関西学院大学出版会、2004年、63頁。

29）デイヴィッド・ヒューム、福鎌忠恕ほか訳『宗教の自然史』法政大学出版局、1972年、14頁。

20）島薗進『現代宗教とスピリチュアリティ』弘文堂、2012年、100頁。

21）西平直「ヒューマニスティック心理学の宗教理解」『宗教心理の探求』東京大学出版会、2001年、162頁。

22）田村恵子、河正子、森田達也編『看護に活かすスピリチュアルケアの手引き』青海社、2012年、147-150頁。

23）エリザベス・ジョンストン・テイラー、江本愛子・江本新監訳『スピリチュアルケア―看護のための理論・研究・実践』医学書院、2008年、5頁。

24）柳田國男『海上の道』岩波文庫、1978年。

25）山折哲雄監修『日本民俗宗教辞典』東京堂出版、1998年。

26）大下大圓・月山淑「スピリチュアルケア・アセスメント・サマリーシート」和歌山県立医科大学、2007年。

27）エドワード・ホフマン、上田吉一・町田哲司訳『マスローの人間論　未来に贈る人間主義心理学者のエッセイ』ナカニシヤ出版、2002年、28-31頁。

28）大下大圓『癒し癒されるスピリチュアルケア』医学書院、2007年、185、219-220頁。

29）大下大圓『癒し癒されるスピリチュアルケア』医学書院、2007年、190頁。

30）尾崎真奈美・奥健夫『スピリチュアリティーとはなにか：哲学・心理学・宗教学・舞踊学・医学・物理学それぞれの視点から』ナカニシヤ出版、2007年、10頁。

31）大下大圓「看護とスピリチュアルケア」『看護学雑誌』71(11)、医学書院、2007年、978-984頁。

32）河合隼雄『心理療法序説』岩波書店、1995年、126-128頁。

33）髙宮有介「セルフケアできていますか―マインドフルネスを活かして」『死の臨床に活かすコミュニケーション』日本死の臨床研究会・教育研修委員会、2019年、72-73頁。

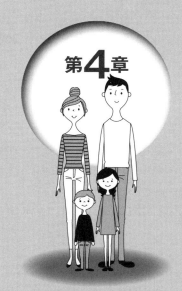

第4章

スピリチュアルケア実践とコミュニケーション

コミュニケーションとは

　ACP やスピリチュアルケアに重要な役割をもつコミュニケーション（communication）について考えてみましょう。

　そもそもコミュニケーションとは、人間相互間の交流で、臨床においては心理的障害と治療プロセスを理解するための中心的なツールです。精神分析家のサリバン（Harry S.Sullivan）は「無意識とは言語のような構造をもつものであるとし、精神分析の使命は、患者との完全なコミュニケーションを回復することである」と説明しています [1]。

　コミュニケーションには言語的コミュニケーション（Verbal communication）と非言語的コミュニケーション（Non verbal communication）とがあることはよく知られています。言葉によって態度や感情や認知の情報を提供することが、言語的コミュニケーションですが、人間社会間では、特に臨床や対人援助の場面では、非言語的コミュニケーションは重要な役割をもっています。臨床場面でのクライエントは、自分のいいたいことを自由にいえる環境下に置かれていないことが多く、言葉によるだけのコミュニケーションではクライエントの心情を理解するに十分でないことがままあります。

　非言語的コミュニケーションには可視的行動、身体的コミュニケーション、身体運動、非言語的行動などがあげられますが、心理学者アージル（Michael Argyle, 1978）は非言語的コミュニケーションには3つの機能があるといっています。1つは「言語的コミュニケーションの意味がよりよく理解されるように、言語的コミュニケーションを補足し、それを精密なものにすること」、2つめは「波長を合わせること」、3つめに「フィードバックを提供すること」とあります [2]。

　クライエントとの面談においては、手をうごかしたり、髪を何度も触ったり、首を振ったりするといったことも、こころの反映であることが多いのです。

　ACP の場面でもクライエントとの面談は、重く辛い内容になることがありますので、言葉だけの判断でなくて、非言語的コミュニケーションにも注視する必要があります。臨床の場面では、クライエントの話を聴くことに徹するこ

とは重要で、「傾聴」とは聞き手が「こんなふうに受け取りました」とクライエントに確認することであり、「共感」とは聞き手が「あなたの思いをこんなふうに感じ取りました」とクライエントに再確認をして、クライエントの中に「そうなんです」と確認できたときに起きる感情です。確認とはクライエントの発した言葉や思い、感情を反復して、さらにクライエントにそのことを伝えることなのです。

　特にクライエントの命にかかわる EOL ケアやスピリチュアルケアの場面では、クライエント自身がなかなか本音を出せないときがあり、そういう場でもコミュニケーション機能は重要な役割をもつのです。

　臨床医としてスピリチュアルケアを実践してきた谷田は、一般的な「こころのケア」と「スピリチュアルケア」の違いは、こころのケアは薬物療法がある程度奏功するが、スピリチュアルケアには効かないとし、コミュニケーションのあり方について、ジャック・サロメ（Jacques Salomé）の４相を引用して説明しています。それはつぎのようです。

①事実相「出来事、状況、場所と時間の展開。いつ、どこで、どのように、何が、だれと」

②感覚相「その出来事を自分の感性はどう感じ、体験し、捉え、受け止めたか」

③反響相「伝わったことから、自分の歴史、過去の体験、大切な人間関係の何が呼び起こされるのか」

④思考相「内なる力と知的刺激を共有できるか、外観を超えて把握するため批判精神を持ち得るか」[3]

　他者の話を聴くときに、どうしても「事実相」に視点がおかれがちですが、実際には「感覚相」と「反響相」がコミュニケーションの大きなウエイトを占めるのです。スピリチュアルペインという苦悩や痛みは、その人の全人格を巻き込んだ痛みです。クライエントの価値観、人生観、生育歴、すべてが意味をもっているにも関わらず、いのちや存在性が危機的状況におかれたときに、スピリチュアルケアが大切なのです。クライエント自身が抱えるスピリチュアルペインやニード、希望を支えるのに物語医療・NBM（Narrative Based Medicine ナラティブ・ベースト・メディスン）というコミュニケーションが特に有効です。

ケアとコミュニケーション

　ACP では、クライエントや家族の話を聴くことが前提となります。そして何が課題であるかを話し合いの中からアセスメントしていきます。

　EOL ケアでクライエントを支えてきた看護師の倉持（2019）はクライエントがスピリチュアルペインを表出する要因を「病状緩和不十分、孤独感・無力感、コミュニケーション不足」の３点で説明しています。

　①病状緩和が不十分：身体がつらい状態が続くと生きている意味さえ見失い、今の自分のことやこれからのことを考える力がうしなわれてしまう。

　②孤独感、無力感：いままで自分のことや周りのことについて自分で考え、行動してきた人が、人から頼りにされなくなったりする状態になるということは、自分の存在価値がなくなったと思いがちである。

　③コミュニケーション不足：身体の状態が低下してくることにより、社会から離れてしまったり、関わる医療者の未熟さによりネガティブな会話を避けようとしたりすることがある。コミュニケーションが損なわれ、人との関係性が損なわれた状態は、孤独感が高まり、今の状態を見ることも困難にさせる。

　上記の要因を解決するには、「身体的苦痛の緩和を適切におこなうこと」「気持ちの通じ合うコミュニケーションをとること」であると述べています[4]。

　デロレス・ゴート（Delores A.Gaut）は理想的なコミュニケーションを達成するスピリチュアルケアとして次の５つを挙げています。

　①ケアのニードに対する気づきがなければならない。

　②ケア提供者が状況を改善する方法についての知識をもたなければならない。

　③ケア提供者が援助しようとする意思をもっていなければならない。

　④行為が選択され、実施されなければならない。

　⑤クライエントの変化は、他の人や他の状況にとって好ましいものではなく、クライエントにとって好ましいものに基づいていなければならない[5]。

　このことは、スピリチュアルケアの場面において、クライエントとのコミュ

ニケーションにおいて徹底した身体的、精神的なニードの把握やスピリチュアルな局面に対する洞察が求められていることを意味します。さらには、ケアを提供する側とされる側が、対立的構造ではなく、互いに理解し、あくまでもクライエントのスピリチュアリティに基点をおいた深いかかわりが重要なのです。

コミュニケーションは自利利他

　スピリチュアルケアの現場において、コミュニケーションとは自利利他そのものです。

　自らを高める努力をし、他者のために活動することを仏教では「自利利他行」といいます。臨床的な解釈では、自分のケアの知識、能力やスキルを高めるための精進をさすのですが、深いレベルのスピリチュアルケアでもあります。自身と他者のためのスピリチュアルケアは、決して相反するものではなく、ともに成長し高めあう関係性です。「共助」のコミュニケーションといってもいいでしょう。

　この用語は仏教の『倶舎論』（大蔵経典）などに出てきますが、「自利（サンスクリット語で tma-hita）」と「利他（para-hita）」は、初期仏教よりは東アジア、中国、日本で栄えた大乗仏教で重視された用語です。自分を利し、他者を利することは、菩薩をめざす尊い活動なのです[6]。

　自利利他は、本当の自分を知ることが基礎力になります。さらに相互作用でもありますから、循環することによって大きなスパイラルとなり、自分も他者もたかめてくれます。スピリチュアルケアの専門職を養成するプログラムに「生育歴分析」という課題があります。自分の日ごろの癖や性向を直視して、ケアの場面でも常に冷静な態度が行動できるように訓練することです。

　ゆるぎない自分という基盤ができ上がれば、そのパワーを使って、他者への支援や関りができるようになります。これが「利他」です。利他の行動は、自分自身にパワーがないと難しくなります。

　この自利利他の仏教の教えは、フロイト（Sigmund Freud）やユング（Carl G.Jung）と同じような時代に活躍したオーストリアの精神科医で心理学者の

アルフレッド・アドラー（Alfred Adler）の考え方と親和性があります。アドラーは、人々の関係性を深めて幸福になる条件として、①自己受容、②他者信頼、③他者貢献の三点を主張しました[7]。

アドラー心理学では、自己を受容し、自己のコンプレックスを克服する思考に「共通感覚」が有用としています。「自分はダメだ、劣っている、何をやってもうまくいかない」などと自己卑下や自分の中に閉じこもることを「劣等コンプレックス（inferiority complex）」といいます。

劣等感というよりは、心の奥底に凝り固まったものですから、仏教心理学の唯識では「マナ識」に相当し、その中の根本煩悩であり、無明といいます。

無明を「みつめる瞑想」（後述）でしっかりと認識し修正したならば、今度はそのことを土台というか原動力として、他者を活かす生き方に転換することです。これが利他行という「たかめる生き方」です。愛他的感情や行動は、神経伝達物質のオキシトシンを分泌し、健康生成に影響を与えます。

人間は1人ではなく、家族や知人など多くの人とのご縁でつながり合っていますから、そういう人々の力を借りながら、人生修行をすることだと自覚します。これも大切な健全思考です。健全な自我と不健全な自我の違いを認識し、健全な個人・自我の育成・再育成する心を目指し、全体としての個人は、相対的マイナスから相対的プラスに向かって行動することは自利利他そのものといえます[8]。

人間は自己にこだわり、その自我意識が他者との対立構造を生んでいることに気づきます。その自我を克服することを仏教では「諸法無我」という言葉で表します。すべての法則・真理に自我が入り込む余地はなく、もともと自我そのものも「空性」（とらわれがない清浄な心性）であることを自覚する健全思考なのです。

このようにアドラーの思考は、仏教の縁起や諦観の教えと似ています。最終的に人間は宇宙と一体であるという太いつながり意識が大事です。これらの健全なる思考をもって「自利利他行」を実践することが、現代の大楽思考であり「たかめる生き方」につながります。

利他という「たかめる生き方」には、じつは動的な活動と静的な活動の二種があります。動的とは利他行という身体を使ったさまざまな活動です。一方、静的とは自他への祈りや瞑想の行為などです。

最近は祈りも科学的に研究される時代となりました。この利他と祈りに関しては後述します。

家族のケア力とコミュニケーション

　家族とはなんでしょうか。良好な家族関係は、良好なスピリチュアリティを育むことを、臨床場面では経験的に理解されています。家族を大辞泉で紐解くと「夫婦とその血縁関係者を中心に構成され、共同生活の単位となる集団」とあります[9]。

　共同生活するのが家族の原型ですが、最近は核家族の集団も家族構成として存在します。闘病するクライエントにとっては、離れて暮らしていても、重要な存在としての役割をはたすのが家族です。しかし、以前の告知の場面には、クライエント本人よりも、家族が優先されてきました。これは欧米と異なる関係性や心情が影響する日本人特有の「真実を知ることはかわいそう」という空気感が支配しているものです。

　最近は欧米化してきたのか、「真実を知る権利」が反映して、医療現場でもほぼ100％に近い状態で、真実の病名が伝えられるようになってきたようです。ところが、依然として家族がクライエントに関わるスタンスは、20年前も今もあまり変わらないように見受けられる場面もあります。

　「家族もケアする側にあるとともに、ケアされる対象者」であると力説する前出の谷田は「真実を知る権利を有するクライエントの病名や病状の告知に反対する家族は、家族として順応不全状態であってケアの対象者である」としています。さらにその家族をケアするには「患者に説明した以上に、丁寧で誠実な対応が必要である」としています[10]。

　これらのことから家族はケアの対象者ですが、クライエントにとっては重要なサポートをしてくれる存在でもあります。家族にはさまざま形態がありますが、これまでの臨床経験からも、課題に対しては、家族内で順応や反発はあっても、ある程度適切に対応していくセルフケア機能をもっているものです。したがって、ケアする側は、家族にもセルフケアの機能があることを認め、少しでもコミュニケーションやケア機能が向上するようにお互いのサポートが必要

です。

　そのような相互のコミュニケーションが適切に機能していれば、万が一のアクシデントや機能不全が起きた時にも、あわてることなく柔軟な対応ができます。その結果、ケア提供者は、クライエントや家族とお互いの信頼関係において、パートナー的な存在となって、さらなるケア機能が向上すると期待できるのです。

在宅ケアとコミュニケーション

　いま、高齢者の生き方が課題になっています。国民年金だけでは暮らしていけない仕組みは、早くから予想されていました。もともと年金は親子世代が同居して、高齢者は子どもの扶養家族として、年金は小遣い程度のものだったのです。しかし現代の多くが、核家族化して、田舎に高齢者だけが残っているという現実があり、高齢者も最後まで自活をしなくてはならなくなっています。それは都会でも田舎同様に個別化し、高齢者難民が増えているのです。

　在宅ホスピスや家族ケアに詳しい秋山（2019）は、多死社会を迎える日本の課題をとりあげ、家族とのコミュニケーションに加えて、地域での多職種協働型の地域包括ケアのシステムを整備する必要があるとして次の理由をあげています。

①団塊の世代が75歳以上となる2025年を目途に、重度な要介護状態となっても住み慣れた地域で自分らしい暮らしを人生の最後まで続けることができるよう、医療・介護・予防・住まい・生活支援が一体的に提供される地域包括ケアシステムの構築を実現する必要。

②今後、認知症高齢者の増加が見込まれることから、認知症高齢者の地域での生活を支えるためにも、地域包括ケアシステムの構築が重要。

③人口が横ばいで75歳以上の人口が急増する大都市部、75歳以上の人口の増加は緩やかだが人口は減少する町村部等、高齢化の進展状況には大きな地域差がある。

④地域包括ケアシステムは、保険者である市町村や都道府県が、地域の自主性や主体性に基づき、地域の特性に応じて作り上げていくことが必要[11]。

今や、日本の都会や地方にかぎらず、高齢社会となりつつあって、限界集落に陥っている地域も少なくない現実です。行政も人手がなく、地方自治の行き詰まり感がぬぐえません。

　地方では働き手も少なく、人手不足は慢性的な問題となっています。

老人ケアと老後破産というスピリチュアルペイン

　いま「老後破産」が大きく取り上げられています。高度成長期にがむしゃらに経済発展の歯車としてはたらいてきた団塊の世代前後の人たちが、年金だけで暮らせない経済状況に陥っています。これもまさに社会的なスピリチュアルペインです。

　これらの現象は、2014年9月にNHKスペシャルで「老後破産」というタイトルで放送されたことによって社会にひろがりました。高齢者が3000万人を突破し、600万人が一人暮らしであるという現実です。年収200万円以下の労働者、ワーキングプアが1100万人を越えたというニュースも流れました。東京都内にある地域包括支援センターへの取材で明らかになってきていることは、「老後破産に陥って、生活保護の手続きにはいる高齢者の数は、急速に増えつづけていること。さらに高齢者を支えるはずの「働く世代」にも、将来の「老後破産」に陥る深刻な予兆が現れ始めている」と報告しています[12]。

　国立社会保障・人口問題研究所の2015年の報告では、老年（65歳以上）人口は、3387万人から、2020年には3619万人へと増加し、2030年には3716万人、2042年には、3935万人になると推計されています。2015年は4人に1人が老年ですが、2065年には、2,8人に1人が老人となります[13]。

　また65歳以上の1人ぐらしの割合も増えていて、2015年では18％で、80歳の女性は4人に1人が1人ぐらしです。そのなかでも未婚者は1985年には5％であったのが、2015年では25％に増えています。高齢者の1人ぐらしは、そのまま「老後破産」の背景にもつながるのです。

　なぜ高齢者が経済的にいきづまり、生きにくい時代になっているのか、日本福祉大学の藤森はこれらの理由として、「①国民年金（基礎年金）の給与が低いこと、②医療・介護費の自己負担や家賃負担が重いこと、③生活保護制度が利

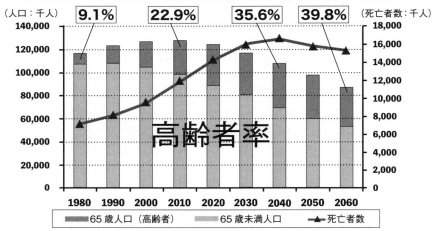

高齢者率の変化
（国立社会保障・人口問題研究所の推計）

日本の人口における高齢者数と志望者数の推移

（人口：千人）　**9.1%**　**22.9%**　**35.6%**　**39.8%**　（死亡者数：千人）

凡例：
- 65 歳人口（高齢者）
- 65 歳未満人口
- 死亡者数

2010 年まで総務省「国勢調査」、厚生労働省「人口動態統計」、
2020 年以降 国立社会保障・人口問題研究所「日本の将来推計人口」

【図 11】

用しにくいこと、④相談窓口が乏しいこと」の４項をあげています。

　さらに貧困に陥った高齢者を救済する政策として、「財政再建と社会保障の機能強化」を両立させて、「高齢者向けの生活保護制度」を設けるべきだと主張しています[14]。（図11）

共に支える在宅ケア「大慈の家」構想

　近年の在宅ケアシステムは、訪問診療、訪問看護、訪問介護とさまざまなサービスが充実してきていますが、近所付き合いも希薄となり、個人の問題をだれに依頼することもできず、また誰に頼めばよいかわからない高齢者も少なくありません。

　前述の「老後破産」のような現実がありながらも、政府（厚労省）は2025

年に備え、「地域医療構想」という名のもと、医療・介護サービスの提供体制の整備を進めていますが、実際には医療費削減を目的とした「病床数を減らすための政策」と位置づけられています。65歳以上の人口は2019年時点で3588万人、予測では2025年に3677万人と増加する一方、令和元年の厚労省の発表によると、2025年時点での病床必要数を119.1万床と試算しており、2020年時点での実際の病床数が161万床であることから、試算上、約42万床の削減を見込んでいることとなります。日本の現実として、今後、ますます在宅での看取りを余儀なくされる状況が加速していくことは免れないことなのです¹⁵⁾。

そんな現状を何とかしたいと、自身の夫のがん末期に寄り添い、在宅で看取った経験をもつ大慈学苑代表の玉置妙憂がいます¹⁶⁾。

この大慈学苑は筆者も顧問として参画していますが、玉置自身の経験として、看護師や看護教員、ケアマネージャーの資格もありながら、夫のがんの再発によって、夫自身が「がんを積極的に治療しない」方針をかため、自宅での介護生活をスタートします。夫が、延命治療を望まなかったため、自宅で看取ることとなりました。その経験を通じ、スピリチュアルケアの必要性を感じ、その後出家し高野山尼僧学院に学び、その後高野山大学大学院の臨床宗教師養成コースを修了し、日本スピリチュアルケア学会のスピリチュアルケア師も保有しています。

また中国留学の経験から、台湾の仏教ケア組織「大悲学苑」と交流し、台湾式在宅スピリチュアルケアの実践活動を学んで、その日本版として「大慈学苑」を立ち上げたのです。「大慈学苑」では、在宅療養者の心を支えるスピリチュアルケア実践者の育成をしています。現在、住み慣れた家で最期まで穏やかに静かな時間を過ごすための「訪問スピリチュアルケア専門講座」を開講しており、スピリチュアルケアの基礎・応用から、医学的基礎知識までを学ぶ充実したカリキュラムを通し、単なる介護にとどまらず、入居者のスピリチュアルな問題にまで踏み込んだケアを目指すことを目的としています。

また、「子が学ぶ親の介護と看取り」という講座では、親を介護する子を対象としており、親の健康維持から、介護、看取りまで、親のライフステージに対応した対処方法、考え方、心がまえを子の立場から学ぶことができます。

これら講座を通し、既に多くの人材が育っており、「大慈の家」を担うマンパワーを確保しつつあります。その延長に「地域の駆け込み寺在宅療養サポー

トホーム『大慈の家』の構想」があるのです。

　玉置が現在立ち上げを構想している「大慈の家」は「病院と家の中間地点であり、退院後数週間滞在し、サポートを受けながら在宅療養を体験することで、今後に向け必要な知識と技術を体得し、また、必要に応じてスピリチュアルケアサポートも受けることが出来ること」。「その関係性は自宅での療養を開始した後も継続し、必要に応じたレスパイトの提供、さらには看取りへの心理的支えを担うこと」です。

　具体的には都内のある場所で、1軒の空き家を賃貸で借り上げ、老人が居住しケアができるように施設をリフォーム（段差の改善、手すりの設置、浴室、トイレ、洗面所等の改修等）します。施設スタッフは365日24時間体制で、日勤2人常駐、夜間1人常駐予定です。総数6名の募集を見込んでおり、その中でシフトを組みます。

　このプログラム構想は、「終末期を迎える利用者にとって、家族の負担とならず、体や心の不安なく過ごし、経済的負担を過剰に強いることがない、といった条件を満たす場所になり得る」と玉置は考えています。駆け込んでも安全だという看板を掲げ、地域で療養する人を物理的にも精神的にも支えることが「大慈の家」のビジョンなのです。

　行政と連携しつつも、国にすべてをゆだねない、地域や自分たちでできることは何かを具体的なビジョンとして打ち出すこと。そういった共に支えるケアシステムが、全国に広がることを期待するものです。

希死念慮をもつ人とのコミュニケーション──共感疲労からの脱却

　2018年の自殺者数は2万840人となり、対前年比481人（約2.3％）減。2010年以降、9年連続の減少となり、1981年以来、37年ぶりに2万1000人を下回りました。男女別にみると、男性は9年連続の減少となっています。一方、前年過去最少だった女性の自殺者数は、55人の増加となり、男性の自殺者数は、女性の約2.2倍となっています（男性68.6％、女性31.4％）[17]。

　自殺へのスピリチュアルケアも重要なことですが、その要因に回復の見込めない病気があります。病状の進行にともなって、回復不能な状態を悟るクライ

エントの中には「もう死にたい」「早く死なせてくれ」などと叫ぶ人もいます。事実として訴えなくてもそのように思いを抱くクライエントは少なくないでしょう。

　一般に「具体的な理由はないが、漫然と死を願っている状態を希死念慮といい、疾病や人間関係などの解決しがたい問題から死を選択しようとする状態を自殺願望」といいます [18]。

　筆者は地元高山市内で「いのちサポートひだ」という自死予防のグループに所属して、これまで希死念慮や自殺願望をもつ人との関わりや相談を受け持ってきました。その要因ががんなどの病気や障害といった身体的要因であり、大うつ、適応障害などの精神疾患にみられる精神的要因、家庭の経済的問題、就労、雇用のトラブル、職場環境の課題などの社会的要因、さらに病状悪化にともなう ADL の低下、生きる意味の喪失感、絶望感などのスピリチュアルな要因などがあります。

　実際に筆者の知り合いで、耐え難いがん性疼痛や身体の形状が崩れていくことへの絶望感から自死された方がいて、筆者の関わりが不十分であったのではと当時は自責の念にかられたこともあります。

　医療の現場では、希死念慮をもつクライエントへのケアは全員が注意を払い、密度の濃いケアを余儀なくされる場合もあります。そういった臨床では、スタッフ自身も関わりへの無力感や罪悪感、挫折感を味わうことがよくあります。さらには、クライエントに共感することを第一として「共感疲労（compassion fatigue）」を起こしてしまうスタッフも少なくありません。これらは、重篤な疾患や精神的に追い込まれたクライエントにかかわるケアラーの宿命でもあります。

　「共感疲労」とは精神科医の保坂（2018）が、ジョイソン（Carol Joison, 1992）の引用から「救急部門のナースにみられる現象としてはじめて報告した」と説明し、特徴的な症状は「身体疾患の悪化、生活の中での喜びの欠如、仕事に行く恐怖、神経過敏、慢性疲労」などとしています。

　さらに自身の研究から共感疲労への注意とする理由として４つをあげています。

　①共感疲労が情緒的には決定的なダメージになってしまうこと。

　②医療者の性格が共感疲労を起こしやすいこと。

③外的な要因は回避できない場合が多いこと。

④よほどの注意を向けていないと、共感疲労は認知されにくいこと [19]。

報告にもあるように、あまりにもクライエントの心情にコミットしすぎると、ケアする側が大変なスピリチュアルペインを抱え込むことになるのです。

希死念慮をもつクライエントには、まずは冷静に観察し、傾聴し、確認し、共感性のある態度で接することです。そしてクライエントが抱えている課題に対して、できるだけの方法を一緒に考える態度を表すことです。それは病的な身体状態であったり、法律的なこと、経済的なことなど複雑であると思われます。そのときは自分だけで抱え込まないで、専門家につなげてあげることが重要なことです。筆者のカウンセリングの経験でも、法的な問題は知り合いの弁護士に、借金や金銭問題は税理士や司法書士にリファレンス（推薦や紹介）をすることがよくあります。

可能であれば、家族の話も聴く機会をもつとよいでしょう。家族も苦しみを抱えており、心配していることが多いので、「だれかに支えてもらっている」ということで安心感につながります。

まず共感疲労に陥らないようにするためには「一人で抱え込まないこと」と「慈悲のケアを心がける」ことがあります。これについては、後で述べることにします。

認知症患者とACP

「認知症は、神様からの贈り物」（2006）として話題となり、認知症を抱える人を介護する家族のストレスを思うとき、ACP は「介護に疲弊する家族への慰めにはなるが、不安と闘っている本人には当てはまらないのではないか」との反論も出ていろいろな議論がありました [20]。

筆者は講演の時に、「がんと認知症のどちらになりたいですか？」などと聴衆に対して愚問することがありますが、多くの方が「がんもなりたくないけど、認知症はもっとイヤ」との回答を寄せられます。

認知症の ACP はどうあるべきでしょうか？　一般的に日本では延命至上主義の人が多いことに加え、本人よりも家族の意向が尊重されることが多いです

から、本当は本人が望まない延命医療が行われる傾向が強いようです。

　宮本は、WHO の報告を受けて「認知症終末期の経管栄養・血液検査・身体拘束・血管内薬物治療は過剰な介入であり、患者に利益をもたらさない」とし、特に欧米豪で終末期の高齢者に点滴や経管栄養で延命しない理由の３つをあげています。それは、

　　①死生観が明確なことである。なにも分からない状態で生き続けることは意味がないと考える。

　　②倫理の問題である。高齢者は自然に穏やかに亡くなるべきであり、延命は倫理に反すると考える

　　③本人の意思尊重である。医療者と家族は、リビング・ウイルや事前指示書や POLST 等で示された本人の意思を尊重する[21]。

というものです。日本と欧米では、個人の権利意識や死生観、家族観が異なりますので簡単ではないですが、本人の意思をどこまで尊重した医療、介護が実践されるかは、重要な課題となります。

　オーストラリアでは 2006 年に『高齢者介護施設における緩和医療ガイドライン』が策定され、認知症患者とそのケアに対する重要な方向性が出ています。

- 高度認知症から死までの期間は通常３年であり、肺炎などを併発すると予後はさらに悪くなる。認知症は余命が限られ進行する疾患であることを介護者が理解する必要がある。
- 高度認知症では、感染症（主に肺炎）に対する積極的な治療（抗菌薬の静脈投与）は推奨されない。むしろ、解熱剤の投与や短期間の抗菌薬の経口投与が症状緩和のために有効である。
- 食欲がなく、食事に興味をなくした入所者に対しては無理に食事をさせてはいけない。
- 栄養状態改善のための積極的介入は、倫理的に問題がある。
- 脱水のまま死に向かわせることは悲惨であると思い輸液を行うが、緩和医療の専門家は経管栄養や点滴は有害と考える。
- 最も大切なことは入所者の満足感であり、最良の点滴をすることではない[22]。

　認知症患者へのスピリチュアルケアや宗教的ケアが有用であったという研究もあります。それによれば「過去 10 年間の臨床研究で、スピリチュアリティ

や宗教の活用によって、病気を受け入れたり、助けたりの効果をもたらし、患者の関係を維持し、希望を維持し、自分たちの生活に意味を見出すことにより、生活の質を向上するための対処法となる」というものです[23]。

音楽療法とコミュニケーション

スピリチュアルケアの場面で音楽を活用することは、すでに一般的になっています。とくに近年の医療介護施設では、緩和ケアのみならず、音楽療法が導入されているところも少なくないでしょう。

日本音楽療法学会では「音楽療法とは、音楽のもつ生理的、心理的、社会的働きを用いて、心身の障害の軽減、回復、機能の維持改善、生活の質の向上、問題となる行動の変容などに向けて、音楽を意図的、計画的に使用すること」と定義しています[24]。

コンサートなど一般の演奏家がする活動と音楽療法士が実施することの違いについて、ヘッサー（Barbara Hesser, 1995）は「音楽療法とは、療法および癒しのために音と音楽の力を意識的に使用することである……音楽療法士の仕事は、クライエントの健康およびウェルビーイングのために、音および音楽の独自的な力を利用することである。音楽療法士とは、音楽療法のプロセスと共に繊細かつ創造的に動き、それを導く人である」と定義しています[25]。

つまり音楽療法は、ケアする対象者の心情や感情、スピリチュアリティに関与するものですからスピリチュアルケアといえます。音楽療法には、音楽を聴取（受動的）して癒しの効果を生む「聴取型音楽療法」と音楽を積極的に活用する「体験型音楽療法」があります。クライエント自身が歌う、楽器を奏でる、参加するなどの関与型が、癒しの効果も高いのです。

音楽療法は QOL の向上も大事な目的となります。さらにスピリチュアルケアの視点からみると、「病気があっても、スピリチュアリティはウェルビーイング（健全性）を増進する」という健康生成論と深く関連します。健康生成（Salutogenese）とはラテン語のサルス（salus 健康）とギリシャ語のジェネス（genese 生成）から成る概念で、個人が健康を増進するうえで助けとなる力についてのことです。この健康生成に音楽療法が有用です。なぜなら病因を追及、

除去するという健康観ではなく、その病態のまま、現在の生き方に意味を見出す方向性だからです。

　すでにケアラーで音楽療法士の資格をもっている人たちが、緩和ケアなどの臨床場面で実施していますが、音楽療法士の資格をもっていなくても、楽器や歌が唄えれば十分にセラピーは成り立ちます。身近に音楽療法士がいなかったり、すぐに呼べない環境では、スタッフが自発的な音楽活動をすることでクライエントへのスピリチュアルケアができるのです。ただ音楽療法のエッセンスやその意味を理解しておくことが肝心です。

　音楽療法で大切なことは自己とクライエントの間にある気配（関係性）を重視することです。音楽療法は他者の心に踏み入る行為であるという事実を理解し、いつも他者の思いを感じ取る謙虚で温かな心情をもち続けることだと思います。「元気になってもらおう」とか「この音楽で癒して差し上げよう」などと思ったら、ほとんどが失敗です。なぜなら、相手の心を感じ取っていないと、それは「一人よがり」の音楽活動になってしまい、相手に我慢を強いる結果になるからです。

　ではどうしたらよいか。それは、療法的な関係性が成立したとき、あるいは予想されるときには常に、己の心の状態を見つめることから始めることです。「私の心はどこを向いているか」「私の心がどのように動いているか」という自己観察が重要であり、「何かをするのではなく、ただそこに居続けること」という受容の態度が肝要です。そのための訓練として「臨床瞑想法」の学びがあります。すべての療法活動のスキルアップに瞑想的な洞察する態度が役に立つのです。瞑想については後述します。

　筆者は岐阜県音楽療法士として、これまで多くのEOLケアに関わってきました。闘病中のクライエントのがん性疼痛や不安症状が、音楽の力で改善する様を現場で見てきて、音楽の有効力を実感しています。日本人は情感あるメロディをもつ音楽も好きですが、音も大事にしてきました。たとえば、鳥の声、風の音、鈴の音、下駄の音、せせらぎの音、川の音、遠くでなる汽笛など、郷愁を誘う音はたくさんあります。それが人生を振り返ったり、自分の大切な時期を思い出す重要なひと時です。それが大きな癒しにつながります。

　あなたにとっての音や音楽を活用して、生きがいのある人生をみつけてください。

音と笑いの癒しのパワー

　音や音楽のもつ癒しの力は甚大です。音楽療法によって、脳内物質エンドルフィンの分泌が促進し、分泌性免疫グロブリン（S-IgA）という抗体を放出し、免疫反応を増進して癒しの効果を高めるのです。振動音響学の視点からは、音を療法的に用いることによって、人体の各部分は、総音階の中の特定の周波数（Hz）域に反応するという考え方があります。130 〜 2100 ヘルツは頭部と顎部に療法的な効果があり、66 〜 130 ヘルツは胸部と腹部に、40 〜 60 ヘルツは骨盤領域で感じます。これによって、病に冒されている生体組織にその周波数域の振動を集中的に用いることで、治療法としての可能性があるとされています[26]。

　スピリチュアルケアの場面では、音楽と同じようにクライエントの心を癒すのが笑いです。ユーモアのセンスは日常ではもちろんのこと、EOL ケアの場面でも、クライエントの不安や心配などの苦悩が軽減します。施設によっては、専門家を呼んで落語会などを実施しているところもあります。

　笑いは身体面では、疼痛媛和、内分泌系に関する影響、血糖上昇抑制作用、さらには NK 細胞ならびに CD4/CD8 比などの免疫系に関して効果があることが報告され、また笑いの精神的効果として、ストレスコーピング、不安、緊張の緩和などの効果が明らかにされ、医療者側が患者に接する時に笑いを取り入れることで、ペインコントロール、ストレス軽減を図れる可能性があることが報告されています[27]。

　笑いの効果について、別の研究では医師の高柳は 6 つの効果をあげています。
①副腎ホルモンの変化（コルチゾールの減少）
②セロトニンが放出（快楽物質の放出によって気分が楽になる。逆に不足するとうつ、パニック障害、摂食障害がおきやすい）
③副交感神経優位（やすらぎ、安心感が出てくる）
④血糖値が下がる（インシュリンが分泌される）
⑤脳内モルヒネ（エンドロフィン、ドーパミンが分泌される）
⑥免疫力アップ（神経ペプチド、NK 細胞が活性化する）[28]

音楽療法とおなじように、笑いも大きなセラピーであり、共有コミュニケーションなのです。

　大事なことは、クライエントだけでなく、ケアする人も音楽を生活に取り入れてエンジョイすることなのです。

タッチングとコミュニケーション

　タッチングとは文字通り「手で触れること」です。看護は"手で看る"などというように、手を当ててその人の気配を感じたりケアをすることです。傾聴をしながらのタッチングもあれば、言葉ではないコミュニケーションとしてのタッチングもあります。親しい関係ではハグ（抱きしめる）も有効です。

　闘病生活を余儀なくされている人にとっては、病室やベッドという限られた環境でしか居場所がなく、身体活動もままならない状態があります。特に重い病気であればなおさら、自分から能動的に動くことはできません。そんなときベッドサイドへ来て、傾聴をしつつ手をやさしく握り、起き上がったときに背中を軽く撫でることによって、随分と心が和むものです。

　実は私も20歳代に大病をして3か月間の入院、検査、手術、療養の闘病生活をしたことがあります。そのとき、当初は病気の内容が明確でなく、ずいぶん心配をしたものです。特に手術前などは不安から、胃の調子も悪くなり、眠れないことがよくありました。夜になって、見回りに来た師長さんが、私の眠れない様子を察知して、ベッドサイドへ椅子をもってきて、私の手を握ってくれました。そして「私たち沢山のスタッフがついていますから、手術もきっとうまくいきますよ」とやさしく声をかけてくれたのです。私はその師長さんの落ち着いた声と暖かな手のぬくもりで安心して眠れました。いつしか胃の痛みも軽減していました。この体験がその後のケアに関する学びとなり、スピリチュアルケアの必要性を感じるようになったのです。

　ホリスティック医学では、ソマティックサイコロジー（身体心理学）を重視して、エネルギー医学やボディケアの領域でのハンズオン型（手を用いて患者の気やエネルギーを調整する）、レメディ型（口からホメオパシーやフラワーエッセンスなどを摂取する方法）、色・波動型（色や音で経穴に振動をあたえて気を調

整する）、デヴァイス型（機器などを使って、気やエネルギーを調整する）を採用しています。そのなかでタッチングが重要なケアとなっています[29]。

　つまりタッチングによって、わたしの脳の機能は神経伝達物質のβエンドロフィンなどの濃度が高くなって安心感をもち、オキシトチンやセロトニンなどの効果でストレスが軽減し、やすらかに眠りにつけたということでしょう。さらには師長さんに触れられたことが触覚神経を刺激し、脳へ痛みを送る信号より早く伝達したことによって、胃の痛みも緩和されたのです。これらは、ゲートコントロール理論の効果といわれています[30]。

　心理臨床の現場にいる専門職は、クライエントとの関係性において転移や逆転移を懸念するという配慮から、一切の接触をかたくなに固辞する人が多いようです。しかしスピリチュアルケアの現場では、ある意味で依存されることも必要なケアといえる場面があります。

　そこには倫理的配慮と個人の経験や判断が大事ですが、筆者は、この世でのいのちがすでに限られている方のベッドサイドでは、傾聴をしながらタッチング（手をにぎる）ことは、普通のこととして実践しています。

　またこの後述するベッドサイドでの瞑想導入時でも、ときにタッチングは有用です。クライエントの許可を得て、先にタッチングをしてから瞑想に移ることも、クライエントの安心感をもたらすのです。

　なぜなら瞑想は基本的に目をつむることが多く、そのことをクライエントが不安に思っていることがあるからです。不安を払しょくし、安心してセラピーを共有する意味でもタッチングは有用です。

　より積極的なタッピングタッチによる精神的効果、身体的効果、人間的効果の測定報告があり、神経生理的にはセロトニン神経や共感脳の活性化につながり、緊張がとけ、気持ちがよくなり、疲労もとれるなど癒しの効果が高くなるのです[31]。

　クライエントとの「つながり感覚」などの深いコミュニケーションによってスピリチュアルケアは達成されます。

芸術療法とコミュニケーション

　芸術療法（アートセラピー）は、絵画造形療法、音楽療法、箱庭療法、ダンス療法、

心理劇、園芸療法、文芸療法の7療法を総称したもので、心身に悩みを抱える人々（あるいは自分自身）の問題の根源に迫り、その改善や解消を目的とする手法です[32]。

　芸術療法学会では、その目的とするところに「芸術療法の緒領域ならびに表現精神病理学における学術研究の進展と専門技術の普及を図ること」を挙げています。芸術の多義的な機能をセラピーに活用することで、人の心身機能にはたらきかけてその回復や改善を目指すものなのです[33]。

　芸術療法の効果は「芸術を創造する力が有するイメージ（表象、心象、象徴など）を吐きだし、イメージを見、イメージを感じ（聴き）、イメージを語る力を与える自己治癒力」にあるのです[34]。

　芸術療法も他の療法も、心理学や精神医学が基調となります。そして歴史的背景としてはユングの理論が影響しているといえます。ユングはもともと、心理療法が西洋の医学的治療の分野から成立してきた背景を吟味しつつ、東洋の伝統に触れることによってセラピーの価値を主張してきましたが、その中心には「瞑想」があるのです。ユングはインドヨーガの瞑想、日本的禅の瞑想、チベット密教の瞑想、浄土の瞑想などのそれぞれの価値を紹介しながら独自の心理療法を追求してきました。

　ユングは、人間の深層に内在する「集合的無意識」の説明をする中で、「深い無意識の領域は、個人的無意識やその純粋に個人的な内容とはちがって、はっきりした神話的性格を示す象徴的イメージが現れてくる。言いかえれば、そういうイメージはその形式と内容からみて、至るところ見出される神話の基礎にある原初的観念と一致している」として、人間が固有の意識とは別にいろいろな生物とつながっている、基層的で集合的無意識を具体的に明示しています。そして意識の発展過程を、仏やマンダラなどの統合的な意識を瞑想によってイメージする手段として、「能動的想像（active Imagination）」の方法論を展開します。能動的想像とは、「心中に起こってくる夢や観念などのイメージを抑圧することなく、自然に自由にはたらかせながら具体化していく方法」で、それはやがて箱庭療法、描画、フィンガーペインティングに応用されます[35]。

　今日、芸術療法は、重要なコミュニケーションツールであり、緩和ケア病棟、病院、高齢者施設等での患者・入所者へのセラピーとして応用されています。また学校や養護施設、教育現場等で、生徒や児童たちのコミュニケーション機

能を高めるために実践されています。そこではレクリエーションとしての楽しみを中心としながらも、治療的な側面も加味されています。

園芸療法とコミュニケーション

　園芸療法は文字通り、部屋の中というより施設内外で植物を扱うという点によって、ほかの療法と異なったものといえます。なぜなら画いた絵などは誰も触らない限り変化することはありませんが、植物は成長しその形を変えていきます。クライエントは、庭や鉢などに土を入れ、種をまき、水やりをし、植え替えなどをして最後は収穫するといった一連の作業を通じて、それぞれの植物の移り変わり（一生）に付き合うことになります。ケアラーはクライエントの能力や障害の程度に合わせて、そのつど幾多の目標を設定してプログラムを作成します。植物は短期間で早く成長するものもあれば、実りや収穫まで長い期間を要するものもあります。季節によっても何がふさわしいかは一定しません[36]。

　したがって、園芸療法は他のセラピーのように短期間である程度の目標値まで経験することとは異なって、「作品」が完成するまで待つという時間的猶予が必要となります。たとえばがん末期の患者がその作業工程に十分かかわることは難しいでしょう。しかし緩和ケア病棟で用意される植物や花は、そこに存在すること自体がセラピーの効果をもたらします。植物の成長の時間を、クライエントが経験的に感じ取ることができるからです。

　日本人は前にものべたように自然を通じて神秘的、宗教的心情を感じとる人が多いようです。土や花木との関わりには特別な思いをもつこともあります。幼児期の体験であったり、成人して大事なとき大切な人に花を贈った思い出などは尽きません。

　園芸療法とは、特別なことをしなくてもそこにクライエントや家族が佇むだけでも癒しの効果があります。

　臨床心理士でアートセラピストの小野は「表現アートセラピーのプロセスのなかで、自らの無意識に触れ、影と直面し、自己の深い個人的な世界に足を踏み入れ、内奥に向かうとき、普遍的、宇宙的なものと出会う体験が多くの参加者に起こり（中略）創造性とスピリチュアリティの深い関わり」があったこと

を報告しています[37]。

　園芸だけでなく自然（草、樹木、森、草原、湿地、山々など）は、すべて人に生きる力を与えてくれる物言わぬコミュニケーター（communicator 伝達者）なのです。

箱庭療法とコミュニケーション

　箱庭療法は「能動的想像」のうち最も理論化されたセラピーです。「砂遊び療法」（Sandplay Therapy, Sandspiel Therapie）といわれるように、砂の上で、自由な想像力を駆使して、いろいろな風景や物語を創っていきます。小児がんや、比較的容態が安定していて思考能力がある子どものベッドサイドやプレイルームなどで活用することができます。ケアラーが活用するには、少しは心理学的な知識があったほうがよい場合もありますが、やはりコミュニケーションのツールとして、楽しむことを前提としてください。

　箱庭療法で用いられる道具は、箱、砂、ミニチュア玩具です。一般的には外側を黒に、内側を青に塗った箱に砂を入れ、その中に選んだミニチュア玩具を並べ、自由に作品を作ってもらいます。箱の内側は青く塗ってあるため、砂を掘って川、湖、海なども表現することができるようになっています。　ミニチュア玩具の数や内容のすべてに決まりはありませんが、人間、動物、綿、乗り物、植物、動物、建物、橋、柵、塀、車、戦車、石、ガラス玉、怪獣等々、種類や数は多いに越したことはありません[38]。

　大事なことはあくまでも遊びを通じて、自由な発想で心の風景を形に表し、内面的なストレスを解放することです。

　EOL ケアでは、ベッドサイドなどで自由に遊び感覚で取り入れることが望ましいでしょう。箱庭療法がセラピーとして成立する背景には、クライエントとセラピストが一緒に箱庭を作成して結論に導くというのではなく、いくつもの仮説的なイメージによってクライエントの内的体験とつながっていることを理解することであり、潜在的なコミュニケーションが心理・精神療法やスピリチュアルケアの一端を担うのです[39]。

絵画療法とコミュニケーション

　絵画療法にもイメージが活用されます。クライエントは絵心がある人とそうでない人に大別され、自由に絵画に挑戦します。「あなたの心に浮かんだものを絵にしてみませんか」とのケアラーの声掛けに、「私は自信がないからいいよ」と断られることもあります。しかしそこがケアなのです。サポーターが「私が途中まで手伝いますから、やってみませんか」と誘うことによって「じゃあ少し書いてみるか」となり、あまり動かさなくなった手を動かして描いていくプロセスが重要です。

　絵画の対象は人物、家族、自然、山、木、森、家、動物、好きな物、夢など、クライエントの自由な心象風景を語り合って自由に描きます。道具は、水彩絵の具、テンペラ、チョーク、クレヨン、フィンガーペイントなど多種多様です[40]。

　箱庭療法と同じように、クライエントの内面世界に隠れていたイメージがそのまま表れ、不安、葛藤、欲求、外傷体験などネガティブなものから、要望、希望実現、願いなどのポジティブなものまでが「目に見える形」で表現されます。それはクライエントにとっては「気づき」の手掛かりとなります。「曼荼羅ワーク、いたずら書き、絵による日誌、粘土細工、デスマスク、砂絵など」も活用できます。

　絵画療法の治療的側面は、クライエント自身が有する、個々の世界＝自然を表現し、取り戻していく過程であり、クライエント自身の荒れ果てたこころ（世界＝自然）の隙間を埋めるものなのです[41]。

　できあがった絵画を見て、ケアスタッフが「すばらしい」と褒め、「どうしてここはこうなんですか」などと、その絵画の内容を聴いていくコミュニケーションによって、クライエントは自己の気づきや発見、未来を語り、一種のカタルシス体験をします。クライエントは自己の内面やイメージを目に見える形で理解することに加えて、手指の運動によって筆や紙の感覚を呼び戻し、日常への安心を覚えるのです[42]。

　最近 ACP の学習会で活用される「もしバナゲーム」なども自分の人生の価値を考える機会を得られるものです。ゲームの終わったときに参加者との共有がセラピー効果となります。

スピリチュアルケアのスキルアップとしての瞑想療法

　具体的には第5章で紹介しますが、概論的にスピリチュアルケアと瞑想療法について説明します。

　スピリチュアルケアを実践するためには、瞑想法や呼吸法のスキルは欠かせません。瞑想法を理解すると、クライエントに対して「笑顔で対応する」「注意深く観察する」「寄り添う」「呼吸を感じる」ことができるようになります。

　瞑想は本来、自己のスピリチュアリティを高めるために洋の東西で行われてきた背景があります。さまざまな瞑想法があり、リラクセーション効果を図ったものから修行モードまで多彩です。

　瞑想療法の定義は、「瞑想のもつ多義的な機能を活用して、障害となる心身の改善や人間性、スピリチュアリティの向上を目指す心理的、精神的なアプローチ」です。ここでは、スピリチュアルケアを実践するスタッフが、臨床場面で自身とクライエントのためにできる「臨床瞑想法」について総論的に紹介します。

　瞑想をすることによって、弛緩の促進、ストレスを緩和し、それらによって病気や特定疾患の予防、健康回復に活用することができます。さらには健康促進への取り組みだけでなく、自尊心を高めるとか、意識の発達、洞察の促進といったような、人間性の有り方への思索を深め、生きがい療法の一環として、その活用法があります。

　瞑想によって得られる効用については、すでに1970年代以降、アメリカを中心に世界で研究と実践が行われてきました。先行研究で明らかになったことは、大きく分けて3つあります。

　①能力の開発：潜在意識を引き出し、学習能力、思考力、創造力などを高めて、学力向上、仕事の業績、職場の成績の向上などにつながる。

　②ストレスの解消：自律神経の安定性、知覚・運動神経の発達、感覚機能の鋭敏化、不安減少、不眠解消、老化防止、喘息などが好転する。

　③人格の発達、自己実現：集中力向上、包括力増大、思いやり、寛容さの増大、自己実現、人格の発達など[43]。

具体的な生理学的反応としては、自律神経系、内分泌系、免疫系などによってつくられる生態機能の調和が保たれ、体内のさまざまな器官が機能的に働き、肯定的な体内反応から免疫機能の改善がもたらされます。さらにはそのことによって、自律神経系にも作用して、交感神経活動に影響して血圧を下げます。呼吸の働きによっても副交感神経系に刺激を与え、ストレス関連疾患の予防、軽減、緩和に有効に作用します。

　筆者はこれまでの研究で、その活用法としては「ゆるめる瞑想」「みつめる瞑想」「たかめる瞑想」「ゆだねる瞑想」の4つの領域に分類したアプローチを開発しました。具体的な実践法は後で紹介しますが、臨床瞑想法はケアスタッフ自身が、自己のスピリチュアリティを整えるために活用するだけでなく、クライエントに対するスピリチュアルケアのツールとしても活用できるのです。

その他のスピリチュアル・コミュニケーション

　これらのセラピーとコミュニケーションに共通していえることは、クライエントの心情に配慮し、決して押し付けないことです。個人のスピリチュアリティの尊重を重視することはいうまでもありません。そしてケアにあたるスタッフや援助者は、クライエントの呼吸を感ずる繊細な感性を磨くことです。そういう意味でも、瞑想の習得がスピリチュアルケア実践のスキルアップに有効なトレーニングといえましょう。

　ここでは紹介しきれませんでしたが、この他には「コーマワーク（昏睡療法）、ドリームワーク（夢を用いた療法）、エネルギー療法（レイキ、セラピューティック・タッチ）、赦しのワーク、ガイド付きビジュアライゼーション（想像療法）、魂の日記（大切な言葉）、ライフレビュー（人生の振り返り）、祈り（神仏と先祖）などが実践されています。

　セラピー（療法）の総論として、専門的な資格がないとこれらのケアはできないのではないかと、心配される方もあろうかと思います。音楽療法のところで述べたように、できれば専門的な学習や資格をもってセラピーにあたることは理想です。しかし、臨床現場ではいつでも専門家がいるというわけにはいかないことが多いと思います。

むしろ、少しの知識や技術があれば、実践してみることが大事です。それによって「やればできる」というときと「もうちょっと深く学んだほうがクライエントには適当だ」と思われれば、その方面で学びを進めたらいいと思います。セラピーも関係性でありコミュニケーションです。クライエントにとっては、専門的知識や技術も大切ですが、スピリチュアルケアとしては、苦しみに共に寄り添ってくれる思いやりのある空間の提供こそが意義をもつのです。

利他的祈りとコミュニケーション

　これまで、現在の臨床や教育現場で行われているセラピーやコミュニケーションツールを紹介しました。ここからはもう少し、スピリチュアルな次元の援助について説明したいと思います。

　スピリチュアルケアで重要なことは、「クライエントのために祈りができるか」ということです。祈りというとどこかの宗教に属していないとできないのではないかと思っている人も少なくないでしょう。前にも述べたように、祈りとは人間本性に根付いた自然な思念であり行為なのです。

　それが証拠には、皆さんがお正月に初詣に行く気持ちは、特別にそこにある神社あるいは寺や教会の神様や仏さまを熱心に信仰しているから行くのでしょうか？　特別な信仰がなくても「祈り」はできます。

　祈りは自分のために祈ることと、だれか重要な他者（伴侶、家族、友人など）のために祈ることの2つがあると思います。祈りは見えない世界に思いを馳せることに意味があるのでしょうか？　実は最近は「祈りの科学的研究」が進んでいるのです。

　「転移性乳癌の女性における精神的な発現と免疫状態」という研究によると、Stage4の転移性乳がん患者112名を対象に、祈りやスピリチュアルなものが大切だと思い、実際に教会の集会に参加した人の機能がどのように変化したかを測定した結果、白血球数、リンパ球の絶対数、ヘルパーT細胞などが優位性を示しました。特徴的なことは、単に集会に参加するということではなく、祈りやスピリチュアルなものが大切と思って参加し、実際に行動することで有意な結果が出ていることです。祈りが重要であるという認識をもって祈ること

が大事であることを示しています。

　別の祈りの研究では、オーストラリアのロイヤルアデレード病院がんセンターの2003年6月から2008年5月の間にがん患者であった999人を対象にした調査です。この祈りの研究は、キリスト教の祈りを提供する外部グループに、通常の祈りのリストに追加し、遠隔的他者への祈りをするよう依頼したものです。

　介入群509人とコントロール群490人に分類され、介入群には祈られていることを明示しないで調査が行われました。結果は、介入群は、コントロール群と比較してスピリチュアルな幸福が時間の経過とともに有意に大きな改善を示しました（P=03、部分η2=.01）。感情的な幸福（P=04、部分η2=.01）および機能的幸福（P=06、部分η2=.01）に対して同様の優位性が見つかりました。研究チームが遠隔的他者への祈りを受けるために実験グループに無作為に割り当てたがんの参加者は、精神的な幸福が小さいながらもQOLが有意な改善を示したと報告されています[44]。

　科学的調査データに基づいた心と自然治癒力の関係について研究したアメリカの医師、ラリー・ドッシー（Larry Dossey）は祈りの効果について論じています。それによれば、次の3点をあげています。
　①祈りには効果がある。
　②希望には治癒効果がある。
　③絶望によって人の命は失われる[45]。
　これをもう少し具体的に説明すると、
（1）の祈りの効果については、130件以上の適切な管理下による科学的実験によって、祈りや祈りに似た思いやり、共感、愛などは一般に人間から細菌に至るさまざまな生物に健康上プラスの変化をもたらすと統計学的な見解を説明しています。
（2）の希望に治癒効果があるとする研究では、心臓手術の患者223人を対象に「宗教的な感情や行為」が果たす役割の調査で、「希望を得る人」はそうでない人よりも術後の生存率が高くなっていることを明らかにしています。
（3）の絶望と人の命の相関性は、人間を対象とした多くの研究から、人は不吉なことを信じたり、むなしさに圧倒されると死に至ることがあるという興味

深い発表をしています。

これらの研究があっても、遠隔も含めて、他者のために祈るということに効果があるかどうかの議論は分かれます。一方で「祈りの遠隔効果をメタ解析した研究」もあります。

アスティン（Astin, 2000）らは、「遠隔治癒の有効性：無作為化試験の系統的レビュー」として、ランダム化比較試験（Randomized Controlled Trial; RCT）デザイン研究23編をメタ解析しています。RCTとは、評価のバイアス（偏り）を避け、客観的に治療効果を評価することを目的とした研究試験の方法です[46]。またメタ解析（meta-analysis）とは、複数の研究の結果を統合し、より高い見地から分析すること、またはそのための手法や統計解析のことで、もっともエビデンス（根拠）において質の高いものであるとされています。

その研究では774人の患者を含む合計23の試験が基準を満たし、分析されました。試験のうち、5は遠くの治癒介入として祈りを調べ、11は非接触治療タッチを評価し、7は他の形態の遠隔治癒を調べた結果が出ました。23の研究のうち、13（57%）に統計的に有意な治療効果が得られました。有効性が評価されたのは、57%であったということです[47]。

祈りの効果を科学的に解明することには、まだ限界があると思います。しかし、確実にプラシーボだといわれた「愛他的祈り」が、医科学研究に堂々と載る時代が到来したことを意味します。

もしも病気になった時に、一所懸命治療に専念してくれる医師やスタッフが「あなたの快復を祈りますよ、一緒に祈りましょう」といってくれたら、とてもうれしいことですね。

アメリカで長く統合医療を研究実践してきた高橋（2014）は、慈悲の心や他者への愛の祈りによって、オキシトシンが発生し、自身も安らいだ気持ちになることを説明しています。特に「LKM（Loving kindness meditation）＝慈愛の瞑想」には心身への効果があり、「慢性腰痛、心理的苦痛、怒りの感情の緩和」に有意性があるとして能動的に他人を思いやることを推奨しています[48]。

高橋はオキシトシンの分泌によってストレス抑制効果があるだけなく、臨床的には「誕生と授乳、自閉症、統合失調症、PTSD（外傷性ストレス症候群）、鬱、線維筋痛症、傷の治療、心臓血管機能の改善」などに有効性があることを報告しています。またオキシトシンが関与する治療法には、「マッサージ、温感、

身体接触」などの体制感覚の刺激によっても放出されるとして、ほかに「音楽療法、アロマテラピー」などの代替療法も有効であると報告しています[49]。

古代から人々は、人生の艱難辛苦（苦しいとき、悲しいとき、辛いとき）や嬉しいときに、または家族の病気や幸せを、心身一如の行動化で祈りを続けてきた文化と伝統をもっています。

慈悲の心をもって祈ることは、それだけで素晴らしい調和ある人間力を発揮することであり、スピリチュアルケアそのものといえます。

自利というスピリチュアル・アセンション

スピリチュアル・コミュニケーションの究極は、自身へのスピリチュアリティの向上を促すものです。

慈悲の心は前述のごとく自己へのスピリチュアルケアでもあります。そしてアセンションとは次元のことですが、目に見えない自己のスピリチュアリティの探求のあり方をいっています。クライエントは、生命あるすべての生き物であり、救済の対象者です。仏教でいう救済とは最高の至福の境地をもたらす営みであり、仏の大慈悲に包まれることなのです。

つまり、仏教の目指すケアの究極的目標は、生、老、病、死の苦しみを乗り越えて、宇宙性と同じエネルギーを自覚することによって、絶対安心の「悟りという宇宙的なスピリチュアリティに合一する営み」なのです。

他者へのスピリチュアルケアを達成するには、自己のスピリチュアリティに気づき、自利という自己を高めることによって、結果的に他者へのスピリチュアルケアが達成されます。

通常私たちは、「自分の人生を、自己の能力をもって望み通り最大限に実現する」という「自己実現」を目指して生きています。それは、一つの到達点です。自己実現を成し得た後に最終的に到達する意識を「自己超越」といい、これはマズローの心理学でも理解できることですが、自分のことだけでなく、周りの環境（家族、地域、職場）や大いなる存在にも目を向けた生き方といえます。自己実現とは完成を目指すということではなく、その「生き方のプロセスを大切にすること」なのです。

もっとシンプルに考えるならば、「どんな状況下にあっても自己の個性を発揮して、自分らしく自信をもって歩き、自縁、他縁を充実し、そして法縁（宇宙性、大日如来、サムシング・グレイト）を感じて生きる」という生き方がスピリチュアル・アセンションで重要です。

　ダライ・ラマ14世は、「究極の真理を完全に理解し、それについて瞑想することができたら、心は浄化され、そして識別の感覚が消えてなくなるでしょう」と教え、また瞑想は「行いの土台となるべきもの」として、日常生活に欠かせないツールであることを強調しています。

　世界の聖者が共通して到達したスピリチュアルな心境について、ジョン・ヒック（John Hick, 2000）は次のように定義しています。

①現世的な私的関心よりも広い実在に生きているという感覚、ただ知的にではなく、理想の力の存在を直感的に確信していること。

②その理想の力が日常生活に自然に継続している感覚。その支配にすすんで身を任せていること。

③自己中心性がなくなり、大きな喜びと自由を表していること。

④感情が否定から肯定へと愛と調和の感情にシフトしていること。

⑤霊的な歓喜を経験していること。

　ここに、宗教の別や人種の枠を越えて、人類の調和を願う心や、人間として成長すべき方向性が示されています。1人の人間が、瞑想生活を通じて最高の幸せを獲得できるという可能性を表わすだけでなく、個という我執にとどまらず、大我というスピリチュアルなネットワークを形成して、世界や宇宙とスピリチュアルな次元でつながりあえる未来を希求しています[50]。

参考文献

1）シュー・ウォルロンド＝スキナー、森岡正芳・藤見幸雄訳『心理療法事典』青土社、1999年、144頁。

2）シュー・ウォルロンド＝スキナー、森岡正芳・藤見幸雄訳『心理療法事典』青土社、1999年、363頁。

3）谷田憲俊『患者・家族の緩和ケアを支援するスピリチュアルケア─初診から悲嘆

　　まで』診断と治療社、2008 年、15-16 頁。

4）倉持雅代「スピリチュアルペインをもつ人とのコミュニケーション」『死の臨床
　　に活かすコミュニケーション』日本死の臨床研究会、2019 年、86 頁。

5）キャロル・レッパネン・モンゴメリー、神郡博ほか訳『ケアリングの理論と実践』
　　医学書院、1995 年、41 頁。

6）中村元ほか編『岩波仏教辞典』岩波書店、2000 年、455 頁。

7）岸見一郎『アドラー心理学入門』ベストセラーズ、1999 年。

8）岡野守也『仏教とアドラー心理学』佼成出版社、2010 年。

9）松村明編『大辞泉』小学館、1995 年、507 頁。

10）谷田憲俊『患者、家族のケアを支援するスピリチュアルケア』診断と治療社、
　　2008 年、53-54 頁。

11）秋山正子「暮らしの中で看取る意義〜地域におけるエンド・オブ・ライフ・ケ
　　アで大切なこと」NPO 法人日本スピリチュアルケアワーカー協会公開講座での講
　　演、2019 年。

12）NHK スペシャル取材班『老後破産―長寿という悪夢』新潮文庫、2018 年、235
　　頁：http://www6.nhk.or.jp/special/detail/index.html?aid=20140928（参照日：令
　　和 2 年 3 月 15 日）

13）国立社会保障・人口問題研究所、2020 年：http://www.ipss.go.jp/（参照日：令
　　和 2 年 3 月 15 日）

14）藤森克彦『老後破産―長寿という悪夢：NHK スペシャル取材班』新潮文庫、
　　277-287、2018

15）地域医療構想：https://www.mhlw.go.jp/stf/seisakunitsuite/bunya/0000080850.
　　html（参照日：2020 年 5 月 23 日）

16）大慈学苑 HP：https://myouyu.net/

17）厚生労働省、2020 年 2 月現在：https://www.mhlw.go.jp/stf/seisakunitsuite/
　　bunya/hukushi_kaigo/seikatsuhogo/jisatsu/jisatsu_year.html（参照日：令和 2 年
　　3 月 15 日）

18）鈴木慈子「希死念慮をもつ人とのコミュニケーション」『死の臨床に活かすコミュ
　　ニケーション』日本死の臨床研究会、2019 年、76 頁。

19）保坂隆ほか『3 つの習慣で私が変わる』日本看護協会出版会、2018 年、22-23 頁。

20）前田えりこ：https://asante.jp.net/3295（参照日：令和 2 年 3 月 15 日）

21）宮本礼子『認知症の終末期医療―我が国と欧米豪の比較―』認知症ケア研究誌 3、
　　2019 年、23 頁。

22）宮本礼子「認知症の終末期医療―我が国と欧米豪の比較―」認知症ケア研究誌 3、
　　2019 年、16-17 頁。

23）Spirituality and religion in older adults with dementia, Agli O, Bailly N, Ferrand
　　C. Int Psychogeriatr. 2014; 26,1-11.

24）日本音楽療法学会：http://www.jmta.jp/

25）ケネス・E・ブルシア『音楽療法を定義する』東海大学出版会、2001 年。

26）Tsao, Gondon, Maranto, Leaman, Murasko, "The Effects of Music and Biological Imagery on Immune Response(S-IgA)". Applications of Music in Medicine, Cheryle Dileo Maranto ed. National Association for Music Therapy, Inc. 1991.

27）三宅 優・横山美江「健康における笑いの効果の文献学的考察」岡山大学医学部保健学科紀要 17(1)、2007 年、1-8 頁。

28）高柳和江「補完代替医療としての笑い」『補完代替医療学会誌』4(2)、補完代替医療学会、2007 年、51-57 頁。

29）降矢英成『ホリスティック医学入門』農山漁村文化協会、2019 年、142-148 頁。

30）堀内園子『触れるケア―看護技術としてのタッチング』ライフサポート社、2010 年、34-37 頁。

31）中川一郎『セロトニン脳・健康法』講談社 α 新書、2009 年、127、152 頁。

32）アーツセラピー総合企画研究所：http://www.at-souken.com/therapy/index.html（参照日：令和 2 年 3 月 15 日）

33）日本芸術療法学会会則　第 3 条：http://www.jspea.org/rule/index.html

34）徳田良仁・飯森眞喜雄編「芸術療法の現在」『芸術療法』日本評論社、2011 年、3 頁。

35）C・G・ユング、湯浅泰雄・黒木幹夫訳『東洋的瞑想の心理学』ユング心理学選書 5、創元社、1983 年、86 頁。

36）園芸療法：http://www.at-souken.com/therapy/course05.html（参照日：令和 2 年 3 月 15 日）

37）小野京子『表現アートセラピー入門』誠信書房、148、2005

38）アーツセラピー総合企画研究所：http://www.at-souken.com/therapy/course06.html（参照日：令和 2 年 3 月 15 日）

39）弘中正美・飯森眞喜雄編「箱庭療法」『芸術療法』日本評論社、2011 年、128 頁。

40）リチャード・F・グローヴスほか、西野洋訳『実践スピリチュアルケア』春秋社、2009 年、257-259 頁。

41）中村研之・飯森眞喜雄編「絵画療法と表現病理」『芸術療法』日本評論社、2011 年、66 頁。

42）アーツセラピー総合企画研究所：http://www.at-souken.com/therapy/course08.html（参照日：令和 2 年 3 月 15 日）

43）山田冨美雄『癒しの科学　瞑想法』北大路書房、1995 年、36 頁。

44）Olver, Ian N., and Andrew Dutney. 'A Randomized, Blinded Study of the Impact of Intercessory Prayer on Spiritual Well-being in Patients with Cancer', Alternative Therapies in Health and Medicine, 2012, 18(5), 18-27.

45）ラリー・ドッシー、大塚晃志郎訳『祈る心は治る力』日本教文社、2003 年。

46）津谷喜一郎・正木朋ほか「エビデンスに基づく医療（EBM）の系譜と方向性 保健医療評価に果たすコクラン共同計画の役割と未来」『日本評価研究』6(1)、日本評価学会、2006 年、3-20 頁。

47）Sephton SE, Koopman C, Schaal M, Thoresen C, Spiegel D, Spiritual expression and immune status in women with metastatic breast cancer: an exploratory study. Breast J. 2001; 7, 345-353.

48）高橋徳『人は愛することで健康になれる』知道出版、2014 年、159 頁。

49）高橋徳『人は愛することで健康になれる』知道出版、2014 年、167-187 頁。

50）ジョン・ヒック、林陽訳『魂の探求』徳間書店、2000 年、219-221 頁。

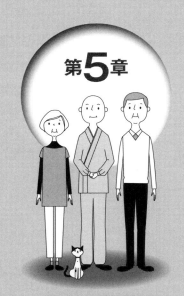

第5章

ACP実践に
臨床瞑想法を活用する

ACP実践にどうして瞑想が必要？

　ACP の学びのなかで、「医学的根拠を目指す医療者にとって、なぜ瞑想が必要なのか？」という素朴な疑問があるかと思います。

　本書は ACP の実践のためにスピリチュアルケアを学ぶことを目的としています。実はその ACP を実践するためには、ケアラー自身のスピリチュアリティの涵養が大切であることは、何度も述べてきました。スピリチュアリティの涵養や成長を促すものが、「生きる意味の学び」や「マインドフルネス瞑想」や「臨床瞑想法」なのです。

　スピリチュアルな生き方とは、「私が内なる本性に目覚めて意味ある人生を送る」ことです。

　スピリチュアルライフは、健康的な生き方を考える健康生成論が鍵になります。私はその理論を、イスラエルの社会学者アントノフスキーが開発した「Sense of coherence; SOC（首尾一貫感覚）」のモデルに学びました。

　アントノフスキーは 1970 年代に、ホロコーストにおいて、強制収容所を生き延びたイスラエルの体験者の健康度調査を実施しました。強制収容所というストレスフルな体験にもかかわらず、29％が精神的身体的健康を保持していることに着目し、「人が過酷なストレスに遭遇してもなお、心身の健康を保つことができるのはなぜか」という研究によって、首尾一貫感覚（コヒアレンス感）を主要な概念とする「健康生成論（salutogenesis）」を発表しました。それまで疫学のテーマは、疾患はいかにしてつくられるかを解明し、疾患を発生させ増悪させる因子の軽減、除去を目的とする「疾病生成論」や「病因論（pathogenesis）」にありました。それをアントノフスキーは、「健康はいかにして回復され、保持され増進されるのか」という観点から、主たる健康要因（salutary factor）の解明と強化が大切であるとしたのです[1]。

　この SOC：首尾一貫感覚とは「①何が起こるかわかる（把握可能感；Comprehensibility）、②あらゆる状況に対応できる（処理可能感；Manageability）、③頑張ってみる価値がある（有意味感；Meaningfulness）」の 3 点です。首尾一貫感覚を測る「SOC 尺度」は、世界的に高く評価され広く認められています。

文化、社会階級、言語、人種、年齢、性別などで異なった傾向はみられても、測定方法はおおよそ確立しているとの報告があり、現在の日本においては、医療従事者、一般労働者、闘病患者、行政職、企業人などを対象にした健康生成調査研究に応用されています[2]。

　SOC は瞑想によっても高められるといわれています。ここでは ACP での EOL ケアにとってケアラーのこころの基盤が大事であることを学習し、次章で実践的に ACP の場面で応用できる瞑想スキルについて学びます。特にスピリチュアリティの中核をなす心理学的側面や仏教と心理・精神療法と瞑想の関連を学び、現在わが国で瞑想を活用した医療的スキルである筆者が開発した「臨床瞑想法」や「アメリカから導入された「マインドフルネス」「弁証的認知療法」「マインドフルネス認知療法」「ACT（アクセプタンス＆コミットメント・セラピー）」などの具体的なセラピーを提案し、ACP（アドバンス・ケア・プランニング）を効果的にスムーズに運用できるケアラーのスキルアップを提案します。

心理・精神療法と仏教

　クライエントへの精神的・スピリチュアルなアプローチには心理・精神療法（Psychotherapy）が臨床で有用とされています。心理療法とは、心理学療法辞典には、定義することは複雑であるとしながらも、広汎的にフランク（Jerome D.Frank, 1973）の説を引用して「心理療法とは、訓練を積み社会的にも認められた治療者によって、明確にされた一連の接触を介し、苦しみつつそこから救いを求める個人ないしグループに与えられる社会的影響のこと」であるとされています[3]。

　精神医学者である安藤治は、心理学者ラッセル（W.Rusel, 1986）やスチールズ（William B.Stiles, 1986）の研究から「心理療法の効果は、治療者が従っている治療理論にはほとんど無関係であり、学派の違いよりも治療者のパーソナリティが重要である」との見解を示しています。このことからセラピーに大切なのは、クライエントと対峙する治療者（援助者）の倫理や道徳心に基づいた人格であると説明しています[4]。

近年さまざまなセラピーや治療法が打ち出されて、その領域も拡大の一途にありますが、こういった治療やセラピーに関わる人の人間性や包容力、愛他的心情が大切なのです。

　仏教（ブッダの教え）の中核は、苦しみの根源を直視し（四諦）、自我に囚われる執着心を手放して（無我）、最高の至福（涅槃）の境地を体得することです。大乗仏教や金剛乗仏教（密教）ではその上に、悟り（成仏）を重視することが強調されます。仏陀は慈悲を持った最高の人格をそなえるものとして、仏道修行の目標となったのです。

　西洋心理学でいう同一化（identification）が、仏教のいう執着と類似するものとして扱われてきました[5]。

　この同一化の課題は、後述のACT（アクセプタンス＆コミットメント・セラピー）では「脱フュージョン（cognitive defusion）に応用されます。同一化の背景は、乳児、幼児期という発達段階において、母親や環境と同一化を離れ、自分の身体の同一化との文脈で語られてきました。

　仏教が煩悩にまみれる原因としての執着を手放して、安心の境地に立脚することが、心理学的には、自我同一性の確認から自己実現を目指し、やがて自己超越する意識（マズローの心理学）と類似するのです。

　仏教的ケアも心理・精神療法も、この執着心や同一化された意識を浮上させて、明確化し、脱同一化していくプロセスが治療的役割をもつのです。それは四諦（苦、集、滅、道）で苦しみの根源を浮上させ、真実と向き合い、その自覚ももって、あえてそこから一歩踏み出すために、日常的に八聖（正）道（涅槃に至るための8つの正しい行い）を実践することによって、自我に囚われる執着心が手放されて、安心境地（悟り）を実現するのです。その多くの実践のワザが瞑想なのです。とくに初期仏教ではヴィパッサナー（Vipassanāという洞察瞑想の実践が重視され、自己の内省と安心確立が図られてきました[6]。

　さらに詳しく述べるならば、仏教・精神瞑想が近年の心理・精神療法に類似していることを順に説明していきたいと思います。

心理・精神療法と成長モデルとしての瞑想

　心理・精神療法と仏教瞑想が、こころの開示や明確化、そして成長や治療的に役立つことは多くの研究者によって明らかになってきています。

　安藤は、仏教の教訓である「戒律、儀礼、静寂、瞑想、祈り」が心理・精神療法としても有用であるとして、特に「瞑想」と「祈り」について詳しく説明しています。「心理療法を求める人々の心には、苦悩や不安の種が渦巻いている」として、その解決法として静寂なる心境を醸す瞑想が有用としています。特に瞑想は八正道に組み込まれて、「精神訓練の実践」があるとしています[7]。

　近代の精神療法（Psychotherapy）の扉が開かれたのは、1887年にアムステルダムの診療所の看板に「精神療法（psycho-therapeutic）」という用語が登場してからといわれています。近代の精神療法は「初期の催眠状態や暗示療法から説得療法に発展し、1900年代のアメリカに至って、「催眠、暗示、説得（心的再教育）、精神分析をもって精神療法」というように発達してきました[8]。

　精神療法の定義について、ウォルバーグ（Lewis R.Wollberg）は、「精神療法とは心理的手段による情緒的性質をもつ問題の治療であって、訓練を受けた人物が患者との間に意図的に専門的関係をもって行なうもので、その目標は、①症状を除去したり、軽減したり、遅滞させたりする、②混乱した行動パターンを調整する、③肯定的なパーソナリティの成長と発達を促進することにある。それは再教育やガイダンスではなく、身体治療でもない」としています[9]。

　精神療法は主に医師を中心とする医療機関で行なわれる療法と、非医師つまり臨床心理士やカウンセラー、スピリチュアルケアワーカーなどによって行なわれるケースがあります。前者を「医学モデル」とするならば、後者は「成長モデル」として認知されます。医学モデルは「欠損や障害の修復であり、救命、苦痛の軽減、機能障害の改善などの現実適応の改善が目的」であるのに対して、成長モデルは「人格の成長や成熟、自己実現を目指す」こととなります[10]。

　馬場（1978）は、さらに精神療法について4つの役割を示しています。それは、
①分裂病の重要かつ必須の原因的要素である基本的葛藤を除去し、
②精神的病理的パターンを修正し、

③病者の自己像を変化させることで病者の傷つきやすさを軽減し、

④生体の心理的再生力が失地を回復するようにその働きをたすけるものである。

とするものです[11]。

　一般には精神科治療には主に薬物を使用するか、あるいは薬物以外のカウンセリングや認知療法などの精神療法を活用するかの判断が先にあります。現代の精神医療は、薬物療法に関する適用と効果判定については予備的研究がすすみ、適用範囲が広がってきているにもかかわらず、精神療法については適用基準や効果にリサーチが乏しく、薬物療法と精神療法の関係が微妙になってきているとの報告もあります。

　大西（1997）は薬物療法と精神療法の関係を整理して4つのパターンを想定しています。

①精神科医が薬物療法と精神療法を併用する場合。

②薬物療法は精神科医が、精神療法は臨床心理士などが担当する場合。

③両者が同一の医療・相談機関で実施される場合。

④両者が別々の医療・相談機関で実施される場合。

と説明し、臨床の場面では、さまざまな最新医療が応用され、細分化される専門領域で、その知識や技術を誰が的確に統合し判断するかが課題であると付記しています[12]。

　このように精神療法はその特質から考慮しても、人のこころの痛みを軽減することを第一義としつつも、その人の生きようとする力を最大限にケアしようとする目的をもっています。

　近年精神療法には、精神医学だけでなく社会学、死生学、看護学、精神分析学、心理学、人類学、現代思想、アート、など多様な分野のネットワークが必要とされてきています。そういう意味でも、瞑想を療法として導入するためにはホリスティックケアという視点が重要です。

　これらのことから瞑想療法を精神療法やホリスティックケアの範疇に組み入れてみることが有用といえましょう。瞑想を医療や福祉、教育などの領域において療法（セラピー）として実践していくためには、その根幹となる「癒されていくプロセス」としての精神療法の理解がなくては成就できない局面があるのです。

筆者は15年間、高山市内の内科クリニックのスピリチュアルケアワーカーとして、医療現場や福祉の現場で瞑想を活用したセッションを行ってきました。特に音楽療法士の資格を取得してからは、音楽療法を介入プログラムとして、臨床ケアに瞑想を活用してきました。

　また音楽療法を取り入れた瞑想介入のプロセスで「変成意識状態」（altered stared of consciousness）が出現することがあります。瞑想は催眠、自律訓練、単調な音楽などとともに心理学的刺激の一部と位置づけされています。その性格として、「思考の変化、時間感覚の変化、コントロール喪失、感情のありかたの変化、身体図式の変化、知覚変容、意味体験の変容、表現不能な感覚、新生、再生の感覚、暗示性の昂進」などがあげられます[13]。

　瞑想療法の活用が臨床現場で定着するには、多くの成長モデルの実証や研究を積み重ねていく必要があります。そのことは、仏教の縁生によるスピリチュアルケアのプロセス指向にも合致するものです。（第2章60頁図7参照）

　ウエスト（M.A.West, 1991）は、心理・精神療法を展開する上で、仏教の「縁起」の理論を「依存的創造」と位置づけ、西洋哲学における実存主義的な存在論的思考を脱却して、すべての概念の底にある相互の連続性を重視する姿勢が重要であることを述べています[14]。

　人は病気や障害、事故、あるいは身近な人の死にともなうグリーフワークなど人生苦に直面するときに、その苦しみが無くなってしまうことを解決目標としがちですが、苦悩はすぐには目の前から無くならなくても、自己がこの世に存在する意味を問う自縁の効力、そして他縁によって多くの関係する人間的サポート、そして自他を超えた法縁の効力によって、その苦悩を全面的に引き受け、そこから新たなる心身の健康恢復の意識を取り戻し、発展させることができるのです。

瞑想に対する医科学的批判

　瞑想の意義を高く評価する一方で、瞑想の科学的理解には、心理学や精神医学者からの批判もあります。安藤（1993）はその批判には主に3つがあるとしています。

①行動主義や大脳生理学的アプローチから提出されるものが「科学的」であるかどうかの批判。

②発達論的な主張に対するものとして、神秘主義を退行と捉え、宗教を幼児的な幻想と同一視する精神分析的方向性をもった考え方に対する批判。

③「階層化」という概念（別個の構造をもつ段階の存在、先行段階の「包括」、発達論的順序の不変性といった考え方）はそれを論理的、霊的領域に対して想定することは可能かどうかという批判。

これらの批判に対しては、安藤は、近代のトランスパーソナル理論を中心に、生理、生化学的、心理学的視点を加味した包括的なモデルを提示しながら丁寧な反論と解答を導き出しています[15]。

一方、瞑想療法を含む心理・精神療法や他の代替療法の医療現場での採用には、法的課題もあると指摘する三上（2002）は、精神療法（リラクセーション、瞑想療法）を含む代替療法は、医師が行なう医療行為の責任として、その裁量権は医師に求められていて、「①医学的適応性、②医療技術の正当性、③患者の同意」の３つのことが満たされていることを要件とするが、過去の法的な諸問題を論究して、患者の健康と意思の価値観が対立する場合には、その決定に思わぬ法的課題が残るとも指摘しています[16]。

また臨床家や対人援助の医師、心理・精神療法家、ソーシャル・ワーカー、教師、宗教家は、その領域での心理的な援助活動が時としてクライエントには相応しいものでない、という指摘もあります。ユング心理学を学んだＡ・グッゲンビュール＝クレイグ（Adolf Guggenbühl-Craig, 1981）は、「精神療法家というのは、全く困難で危険な心理学的な状態におかれている。……治療者―病者元型の一方を抑圧していまい、患者にそれを投影するという試みに引きずられてしまう。……治療者―病者という対極生は意識―無意識という対極性によってもさらにはっきりしたものになる」として、療法家の影の部分が投影される危険性に注意を促しています[17]。

心を扱う援助者は常にさまざまな試練に出会い、その効用について問われる立場であるわけで、瞑想がすべての疾患に適応されるわけではありません。さらには瞑想を「科学的」という名の還元主義におくことを優先するあまりに、数値化できない瞑想の本質であるスピリチュアリティの療法的側面や向上とは程遠いものになる可能性をはらんでいることにはさらなる注意が必要なので

す。

　このように瞑想に関するいくつかの視座を確認することで、援助を主たる業務とする実践家は、瞑想活動がすべて相手のためになっているという自己欺瞞に落ち入ることのないように、常にその活動の光と影の部分を精査し、吟味しながら慎重に活用する謙虚さが求められるのです。

瞑想研究と心理・精神療法としての妥当性

　瞑想が世界に紹介されたのは、1883 年の世界宗教会議（Parliament of Worlds Religions）によるといわれています [18]。

　しかし心理・精神療法で瞑想を活用する研究は、すでにアメリカでは 1950 年代にはじまっていて、精神分析学的原理に依拠した当時の心理・精神療法は、薬物にくらべて効果が薄く、科学的根拠から支持できないという主張もありました。そして 1970 年代には、行動変容の心理学理論が出てくると「評価しようとするものが何であるかを知らないで治療結果を評価するのは無意味である」という議論もされながら、1980 年代以降は、メタ分析などの量的研究法が適応されて、実質的な多くの証拠が提出され、精神的治療が一般的には有効であるとの見解が打ち出されるようになったのです [19]。

　先進国社会では、瞑想を含む心理・精神療法がその有効性を確実なものにするためには、研究の妥当性を論証する必要がありました。そのような議論のなかで 4 つの妥当性に関する研究が行なわれてきました。

　①仮定された独立変数と従属変数間の共変動について、その結論を承認するという「統計的妥当性」です。

　②操作したり測定したりするのに、独立変数から従属変数への因果関係が存在するか否かについての結論を導く「内的妥当性」です。

　③研究操作よりさらに高次の構成概念へと一般化することの妥当性をみる「構成的妥当性」です。

　④人、背景、時間を越えて因果関係へと一般化して結論を導く妥当性をみる「外的妥当性」です [20]。

　近代医科学はこのような議論と実験を繰り返しながら進展をしてきたといえ

ましょう。西洋医学を中心として発達してきた明治以降の日本の医学、医療ですが、その背景には近代のEBM（Evidence Based Medicine エビデンス・ベースト・メディスン）重視の医学があります。つまり医師の直観的な医療行為を是正する風潮のなかで、診断法、治療法、薬物などにおいて、その研究成果や実証的、実用的な根拠を用いて、効果的で質の高い医療が求められてきたのです。EBMが医学の発展に重要な役割をもったことを否定するものではありません。しかし、そのエビデンスの医療技術評価は20％の有効性にしかすぎないという研究もあります[21]。

　瞑想の効果の測定研究は主に「心理社会的、臨床的、神経心理学的、神経生理学的、神経化学的、神経生物学的、ヘルスケア利用成果」の領域で実証されてきています。アメリカヘルス・ヒューマン・サービス局のヘルスケア・クオリティ機関では「健康のための瞑想」：リサーチ事情（2007）の中で検索された1万1200の参照文献のうちの813の研究（543の介入研究と266の観察分析研究）の検討がなされています。そういう社会事情を反映して、アメリカでは補完医療が70億ドルのビジネス産業となり、瞑想は人々が利用する代替医療トップ10の1つに入っているのです。国立CAMセンターの報告によるとアメリカ人の8％は健康手段として瞑想を利用していると報告されています[22]。

　そのようなこともあって、近年はEBMだけを重視するのではなく、代替療法、補完医療の導入が叫ばれています。医科大学で補完・代替療法を研究している今西（2006）は、補完・代替療法（Complementary and alternative medicine: CAM）を「一般に大学の医学部で教育されている主流の現代西洋医学以外の医学をすべて指す」と説明し、「民族療法などの体系的医療、食事に関する治療法、心を落ち着かせ体力を回復させる治療法、体を動かして行なう療法、動物や植物を育てることで精神的安楽を得る方法、感覚を通してより健康になる療法、物理的刺激を利用した方法、外からの力で回復させる治療法、宗教的治療法」などがあるとしています。そしてそのなかに「瞑想法」があり「瞑想状態は α 波の増加だけでなく、θ 波の増加も起こり、その状態がスピリチュアリティの向上」を促進すると報告しています[23]。

　また西洋医学教育と透析医療を実践し、東洋医学の気功療法を通して統合医療の重要性を述べている阿岸（2009）は、代替療法について、科学的検査法がそのままでは適用できないものが少なくないことを理由に、安易な数量的、科

学的判断を優先するあまりにエビデンスの評価だけを重視する傾向を批判し、両者の区別を明確に理解したうえでの「科学的医療と非科学的医療の統合性」を主張しています[24]。

このように、瞑想療法を含む代替療法のあり方が問われる中で、必ずしも科学的評価に偏ることなく、なによりも、地道な臨床実践や研究が展開されていくことが重要なことです。そして瞑想療法の研究的側面を重視しつつ、多くの臨床現場で実践経験を積み重ねる必要があります。まさにいまその時期が到来したといえましょう。

瞑想療法と弁証的行動療法

瞑想療法という名称を用いて代替、補完医療の視点から統合医療を推奨する今西（2008）は、瞑想療法が健康志向と疾患治療に有効であると報告しています。その対象となる疾患の症状には「高血圧、肥満、気管支喘息、虚血性心疾患、不眠症、アルコールや薬物乱用、痛み」などをあげています[25]。

瞑想活動のさまざまな課題もある中で、わが国で瞑想療法を精神医療に取り入れているのが、「弁証法的行動療法（Dialectical Behavior Therapy: DBT）」といわれているものです。これは1987年にアメリカの行動心理学者マーシャ・リネハン（Marsha M.Linehan）によって開発されたもので、認知行動療法として、境界性パーソナリティ障害（borderline personality disorder: BPD）の診断にもっとも関連する自殺行動としてのリストカットや過量服薬などの意図的な自己破壊的な問題行動に対して多くの有効性が実証されています[26]。

心理・精神療法には医療的モデルと成長モデルがあることは前述しましたが、DBTは、「対話や関係性を重視し、クライエントへ変化をもたらす治療者が用いる治療法とストラテジーのこと」です。DBTはいくつかの技法を組み合わせて行われています。それは①「今この瞬間による行動の受容と行動化の強調」、②「患者と治療者、双方における治療妨害行為の取り扱いの強調」、③「治療に必要な治療関係の強調」、④「弁証法的プロセスの強調」です[27]。

また、DBTは、「理性的な心（reasonable mind）」、「感情的な心（emotion maind）」、「賢い心（wise mind）」の3つの主要な心の状態が提示されます。理

性的な心と感情的な心を統合したものが「賢い心」で、情緒的経験と論理的分析に直感的知識が加わったものです[28]。

DBTにマインドフルネス瞑想を導入するために、自分の揺れ動く心の様を評価しないで、まずはそのまま受け取る訓練から始まります。

この療法を日本に導入した精神科医のひとり石井（2007）は、このDBTが境界性パーソナリティ障害だけでなく、摂食障害、双極性障害、外傷後ストレス障害など他の疾患への治療効果もあることを報告しています。標準的なDBTにおいては、「患者は週一回の個人セッションに参加することが義務づけられ、参加しない場合は、集団精神療法へは参加できない。基本的には1回としているが、患者が危機的状況では週2回とする。1回のセッション時間は50分～110分となり、患者の病態や面接で取り上げる内容によって治療者が調整する」ものとなります[29]。

DBTでは、クライエントの苦痛に対するスキルとして4つの柱が設定されています。それは

①ストレスな刺激への接触を減らすようにする、注意をそらすようにする（Distract）

②自分を元気づけ、優しくすることによって自分を慰める（Self-soothe）

③ネガティブな体験をよりポジティブな体験に置き換えるようにして、その時の状態を改善する（Improve the moment）

④ストレスを許容する、適正でない行動をしないことの長所と短所を考える（Pros and cons）

というものです[30]。

このように瞑想によって、現実を受け入れ、自分の呼吸や態度をありのままに観察し、そこから次に自我意識の形成をするきっかけをつくることなのです。

がんの終末期ケアにおける緩和ケア医療の領域においても、瞑想を活用して、クライエントのスピリチュアルケアを実践している事例が、緩和医療学会で報告されています[31]。

瞑想がどのように人のスピリチュアリティに影響を与えるかということや、人格形成や健康生成の視点からも学際的に研究されつつあるのです。

瞑想療法で生きがいを考える

　瞑想は年配者だけでなく、若い世代からも関心が寄せられています。筆者の大学生を対象に実施した瞑想研究で、参加者の同意を得て、瞑想後の質問紙でその効果を測定しました。

　倫理的配慮としては、事前に瞑想実習と測定についての強制はないことと、いつでも本人の意思で瞑想を中止してもよいことを口頭で確認をとりました。

　測定は SOC 尺度 13 項目縮小版、ローゼンバーグ（Rosenberg）自尊感情尺度のうち 7 項目、PIL テスト partA の尺度（sense of coherence, self esteem, and purpose of life）を用いて、瞑想の効果を検証しました。事前事後で、3 尺度についてのアンケートを実施し、瞑想をしない A グループと瞑想をする B グループのそれぞれで、前後の差を検定しました。グループ A とグループ B の瞑想前のアンケート結果を t 検定し、グループ間に差がないかどうか分析しました。

　結果は SOC の「本当なら感じたくないような感情を抱いてしまうことがありますか」について、A グループが B グループより有意に高い傾向にあったものの、SOC の合計点やその他のものには有意差が認められませんでした。グループ B が自主的に瞑想をすると決断しているのに対し、グループ A はそうでないことから考察し、そもそも自主的に何かをやってみようと思う時点でSOC や PIL が高い傾向にあるのではないかと考えましたが、そのような結果は出ませんでした。SOC 尺度（首尾一貫感覚）は有意味感、処理可能感が有意に高い傾向に、把握可能感については若干の有意性がありました。Rosenbergの合計得点も、有意に高くなり、PIL の合計得点についても、若干の有意性がありました[32]。

　アンケート結果からは、瞑想をした群の方に、わずかではありますが、ストレス対処能力、生きがい観、自尊感情の優位性がみられ、瞑想後での向上がみられました。自由筆記には「瞑想すると肩の力が抜けて非常にリラックスでき、気持ちが落ち着いた。ともすると乱れてしまいがちな感情や考えを整理することができた。瞑想をすることによって今一度自分自身を見つめなおすことができ、これからの人生で自分は何をしたいのか、何をすべきなのか再確認するこ

とができた。人が生きていく上でスピリチュアルな部分は大切であり、それは平常心や心の安定だと思う。困難に敗れず、何度倒れても立ち上がるような態度で、人生の苦難と直面しても人生の目標を必ず実現できる」というように、個々のスピリチュアリティへの関心と洞察力が出現しています。このように大学生等の青年期における瞑想を活用したスピリチュアルワークはあらたな教育プログラムとして有用であるといえます。

　これらのことから、人生の早期から死生観教育やスピリチュアリティ教育を実施する効果は、学生自信の精神性や人格向上に貢献するものと思われ、全国の医科学系や文系大学の教育に瞑想訓練のカリキュラムが導入されることを期待します。

　実はその後に筆者が出講した和歌山県立医科大学、京都看護大学、金沢医科大学、京都大学医学研究科などで瞑想についての講義と実習をすることができ、その効果の有用性を確認しています。

　これまでの説明から瞑想療法は心理・精神療法の側面をもっているだけでなく、生きがい思考やスピリチュアリティの向上に役立てることが可能であると理解できます。

　日本にユング心理学を導入した河合隼雄は、人格が向上するうえで「イニシエーション（通過儀礼）の体験」が、個人のアイデンティを確立するうえで重要であるとし、心理療法がその役割をはたすといっています。したがって、瞑想の心理・精神療法での役割としては、発達過程における個人の自己概念の観察や通過儀礼の背景を瞑想活動によって洞察するプロセスが個人のアイデンティの確立に有効であることを意味します。その瞑想は同時に死生観や家族関係を観察、洞察する手助けともなるのです[33]。

　したがって、個の人間関係や家族関係などを洞察する瞑想療法は、心理・精神療法の側面からもきわめて有効なツールであるといえましょう。

　瞑想療法の中でスピリチュアリティにより人間相互の連続性や向上を図る視点は、筆者が第2章で解説した「縁生理解によるスピリチュアリティの3つの発展過程」で洞察することが有効です。

　①自分の内面世界で深めるスピリチュアリティ

　②自分以外の他者との関連で深めるスピリチュアリティ

　③自分や他者を越えた存在（神仏、宇宙、自然など）で深めるスピリチュア

リティ[34]

　この３つの方向性を理解したうえで、クライエントのスピリチュアリティの向上をはかるために、ケアを提供する側（援助者、スピリチュアルケアワーカー、セラピストなど）が共にそのクライエントの縁生の実態を、自縁、他縁、法縁の３領域から詳らかにして、苦悩からの超克、解脱に至るような瞑想療法にしていくことが重要です

　このような臨床研究を積み重ねて、瞑想がスピリチュアリティの向上にはたす役割についての理解が徐々に世界的に広まりをみせています。そして心理学からの瞑想解釈は個人の深層心理の解明だけでなく、人類の普遍的共有価値として、瞑想の深遠なる叡智に到達するための道を指し示したといえます。これによって、その後の瞑想に対する評価は、宗教的価値としてだけでなく、教育学、心理学、文化人類学、医学、死生学の発展に影響をあたえていることにあるといえましょう。

瞑想療法とマインドフルネス

　現代のストレスリダクションやSOCなど人間性を回復させるためのプログラムとして、瞑想の活用が注目を浴びています。瞑想が、人のストレスを軽減し、心身の機能を高め、精神安定や健康増進に有効であるということは、これまで多くの研究から明らかにされてきました[35]。

　マスメディアでは、NHKテレビ番組（NHKスペシャル＝キラーストレス）で、マインドフルネス瞑想が紹介され、マインドフルネスが「宗教性のない瞑想」として注目を浴びてきました[36]。

　マインドフルネス（Mindfulness）とは、初期仏教の「念」を意味するインド古代語のパーリ語（Sati）が、アメリカで翻訳されたものです。1981年に「注意に基づくストレス低減（Mindfulness Based Stress Reduction: MBSR）プログラム」が米国マサチューセッツ医学センターでカバットジン（Jon Kabat-Zinn, 1992）によって開発されてから、多くの治療的臨床研究がなされて成果をあげています。

　カバットジンのバックグランドは、分子生物学博士で、体験的に仏教瞑想（禅）

やヨーガから示唆を受けつつも、その宗教性を除外して、州立大学に「マインドフルネス・ストレス低減クリニック」(1979) を開設し、医療・ヘルスケア・社会のために「マインドフルネス・センター」(1995) を設立したのです。

博士はそこで、マインドフルネス瞑想の実践を中核とする　介入プログラム「ストレスリダクションとリラックスプログラム（Stress Reduction and Relaxation Program）」のちの「Mindfulness Based Stress Reduction: MBSR」の開発とその効果研究に取り組みました。当初は慢性疼痛の患者に適応されたのですが、以後は乾せん、乳がん、前立腺がん患者、骨髄移植経験者、刑務所収容者とそのスタッフ、多文化環境、職場環境などで適用され効果をあげてきています[37]。

マインドフルネスは一般には「気づき」などと解釈されていますが、日本マインドフルネス学会では「今、この瞬間の体験に意図的に意識を向け、評価をせずに、とらわれのない状態で、ただ観ること」と定義しています[38]。

本来の「念」の意味は、過去と現在の貪欲や憂いの想念のことです。仏教では偏りを離れた中道の視座で、ありのままに自己の想念を注視し続ける瞑想を重視します。この洞察瞑想は、仏教ではサマタ・ヴィバッサナー（Samatha-Vipassanā）の瞑想を基に「四諦八正道」の実践的修行として大切にされてきました。マインドフルネスにはこの仏教的洞察瞑想は取り入れられていません。原始経典『入出息念経（ānāpānasati-Sutta）には、出入りの呼吸に注意を凝らして行う、修習法としての「身体、感受、観心、観法すること」とあり、とくに最後の「法（ダルマ）を観る」というのが仏教瞑想の特徴です。仏教を源流としながらも、マインドフルネス瞑想は「身体、感受、観心」はありますが、「観法」という悟りへ向かう神秘性が含まれていないので、「宗教性が無い」と主張できるのです[39]。

マインドフルネスの生理学的知見は、呼吸のコントロールで、交感神経系の働きを調整し、血管への効果的な作用で脳の活動、筋の緊張や影響を抑えるのに有効なはたらきをして、その結果、動脈壁は、より伸びやかで弾性になります。また血流は、より少ない末梢抵抗に遭遇しつつもスムーズに器官、組織などに運ばれ、そのような血液が体内システムを循環して、人の健康は向上するという報告があるのです[40]。

また MBT（Mindfulness-based therapy マインドフルネス・ベイスト・セラピー）

が、うつ病、不安、慢性疼痛などのさまざまな身体的および心理的障害を効果的に治療するために活用され、線維筋痛症、慢性疲労症候群、過敏性腸症候群などの身体化障害の治療においても MBT の可能性が探究されています[41]。

瞑想とテロメラーゼ活性と肯定的な心理的変化とを結びつける最初の研究もあります。今後は十分な臨床的データが、必要であると考えられますが、瞑想と医学的研究は毎年報告されています[42]。

瞑想を行うことによって、神経伝達物質のオキシトシン（oxytocin）が分泌されることは知られていますが、有田によれば、慈悲の瞑想などで、オキシトシンが分泌し、セロトニン（serotonin）神経が活性化し、セロトニンが分泌されるということです。また、セロトニン神経が活性化されると脳の状態が安定し、心の平安、平常心をつくり出し、自律神経に働きかけて痛みを和らげる効果があることがわかっています。さらに深い呼吸法や瞑想の繰り返しによって、

①人への親近感、信頼感が増す

②ストレスが消えて幸福感を得られる

③血圧の上昇を抑える

④心臓の機能をよくする

⑤長寿になる[43]

という報告があります。

マインドフルネス認知療法に基づいた臨床介入研究

マインドフルネスを基礎にしたアプローチは、しばしば「第3世代認知行動療法」と呼ばれています。第1世代の認知行動療法、すなわち行動療法は、1920年代にパブロフ（Ivan Petrovich Pavlov）によって発見されたレスポンデント条件づけやオペラント条件づけを基礎にして、行動が強化される過程に介入する治療法のことを指します。また、第2世代は1970年代に誕生し、行動療法のアプローチに認知療法を加え、非合理的な信念や非機能的な習慣、気分を落ち込ませる環境を変えていく治療法のことを指します[44]。

日本では精神科医でマインドフルネス瞑想のエビデンス研究をすすめる林が、ランダム化比較試験によって、無作為にマインドフルネスに基づいた介入

（Mindfulness-based intervention; MBI）をした群と何もしない群に振り分けて集計報告をしています。

　研究では13論文を採用して分析をし、多くの疾患に対して瞑想活用の優位性があるとしています。同時に介入方法にはかなり課題もあって、瞑想指導者の質の担保が重要であるとも報告しています[45]。

　マインドフルネス瞑想の精神医学的運用についでは、日本マインドフルネス学会理事長の越川の研究や論文、著書が豊富にあります。その1つに「マインドフルネス認知療法（Mindfulness Based Cognitive Therapy; MBCT）」の適応が報告されています。それによれば、特にマインドフルネス認知療法はうつ病の再発防止に関する費用対効果の見込める代替療法として、NICE（National Institute for Health and Care Excellence イギリス国立医療技術評価機構）による認証を受けていると報告しています。またマインドフルネス認知療法は、うつ病再発予防を目的として開発されたプログラムで、その再発防止効果が実証されたプログラムとされています[46]。

　マインドフルネス認知療法は、週1回2時間程度のセッションからなる8週間の集団療法プログラムです。その内容は2つのプログラムで構成されており、1つはマインドフルネス瞑想の実践で、もう1つは認知療法の要素を組み入れた対象症状に関する心理教育です。その8回のセッションの中心となる内容は、

　　⓪事前面接〜参加者に役立つかどうかを見極め、参加意思を確認する。
　　①マインドフルネスという注意の向け方が体験の質を変化させることに気づく
　　②ものごとへの価値判断を伴った解釈が悪循環の引き金になることを示す
　　③分析的・知的な方法とは異なるストレスとの関係の取り方を学ぶ
　　④嫌悪と執着がストレスを生み出していることを知る
　　⑤あらゆることに気づきを向けることを実習する
　　　受容について学ぶ
　　⑦＜思考としての思考＞との付き合い方を実習する
　　　活動と気分の関係を検討する
　　　再発の兆候に気づく
　　　嬉しい感じ、うまくいった感じを味わえる活動リストを作成する
　　⑧マインドフルネスの実習の継続に必要なことを検討する

です。さらにその実践的な内容は、レーズンエクササイズ、マインドフルネス・歩行、マインドフルネス・ヨーガ、ボディスキャン、呼吸瞑想などで、マインドフルネス認知療法独自の３分間呼吸ペース法（①今、ここにある考え、感情、身体感覚に注意を向ける、②呼吸に注意を集める、③注意を全身の身体感覚にむける）などがあります。このようにマインドフルネス瞑想の効果として、「注意のコントロールの増大や感情が課題の達成を阻害するうつ傾向の減少など」に有用性があるとしています[47]。

　MBT などのマインドフルネスに基づく介入効果の研究やその検証として、メタ解析やランダム化比較試験は年々増えていますが、牟田、越川（2018）らは「うつの再発や維持とマインドフルネス実践の密接な関係や効果機序を説明する理論として『相互作用認知サブシステム（ICS; Interacting Cognitive Subsystems)』を用いて、その有用性を説明しています。さらに、マインドフルネス瞑想を ICS の枠組みに入れることを「身体に向けた注意がそこから離れないようにする方法は、合意系で身体状態をバッファー（感覚入力への自動的な解釈）し意味づけが起きないようにしておくことを意味する。そこから離れて思考や感情といった対象に注意が奪われ囚われている状態は、合意系から処理の場が移動し命題系が情報をバッファーしていることを意味する。前者はbeing モード（あることモード）、後者は doing モード（することモード）と呼ばれる」と説明しています。さらにこれに、両者をダイレクト処理することを「マインドレス emoting モード」という情報処理モードを入れて、抑うつの悪循環を深刻化させない「意識的なギヤシフト」になることにマインドフルネス瞑想の習得意義があるとしているのです[48]。(（　）内は著者説明)

　牟田、越川（2018）は、これらの研究を精査して、MBI を抑うつ症状に適応する際の注意点として６項目をあげています。

①介入のターゲットと介入プロトコルを明確にしておくこと。

②うつ症状のステージと心理的脆弱性のアセスメントが必要。

③うつの再発／発症予防のためには習慣的な実践が必要。

④MBI はポリファーマシー（多剤併用）による重篤な相互作用を回避するための選択肢となる。

⑤神経系の主疾患がある場合は介入プロトコルの工夫が必要になる。

⑥アウトカムだけでなく効果的な効果機序を理解しておくことが重要[49]。

このように、多くの研究者や実践家がマインドフルネス瞑想を臨床現場で反映させています。

マインドフルネス瞑想の治療的効果

　カバットジンやマーク・ウイリアムズ（Mark Williams）が、うつ病再発予防に、8週間のマインドフルネス認知療法プログラムを創案した背景に、マインドフルネスが「ものごとをあるがままに受け容れ、現在の瞬間に価値判断をせずに注意を向けることによって現れる意識＝気づきのこと」であることがベースとなっています[50]。

　マインドフルネス認知療法がうつの再発予防に作用するのは、うつの根本である「沈んだ気分を持続・反復させてしまうようなタイプの反芻思考に対して、的確なアンチテーゼ（反定立）になっているからです。

　それは「①マインドフルネスは意図的であること、②マインドフルネスは経験的なものであり、現在の瞬間の経験に直接的に焦点を合わせること、③その瞬間に実際にあるがままの姿で物事を見、その姿で存在することをあるがままに受け入れる」ということにあります。

　飛騨千光寺で行われている臨床瞑想法の研修でも、「みつめる瞑想（観察、洞察瞑想）」の訓練で、「レーズンを食べるワーク」をします。マインドフルネス瞑想の定番メニューですが、普段なにげなく食べるレーズンをマインドフルに「持つ、見る、触る、匂いを嗅ぐ、置く、味わう、飲み込む、追跡する」というレーズンエクササイズの目的は、「自分自身を感覚経験の豊かなインプットから切り離してしまうほど、どれほど多くの重要な洞察を取り逃がしてしまうかを示す」[51] ものですが、私のアプローチは、一味工夫を凝らして、最初に普段のようにレーズンをまず一粒なにげなく食べていただき、その後にマインドフルに食べていただくのです。まず参加者はその違いに驚き、普段の思考回路を見直す作業となります。

　また2019年に千光寺の敷地に建てた「バザラホール・国際平和瞑想センター」内に「ラビリンス（Labyrinth）という歩く瞑想の道があります。そのワークでも、サマタ瞑想を活用した集中瞑想が有効です。

これらの学習は前項のbeingモードとdoingモードの違いを知ることにあります。そしてこれを日ごろの感情作用に置き換えて洞察すると、たとえば悲しいことを経験している自分のbeingモードとdoingモードの違いを感じて、何も前提も推定もしないで、その瞬間だけをありのままに経験する態度価値を学習することができます。

　現在の瞬間に生きるすべを訓練によって学習し、「思考を一過性の精神的出来事としてとらえる」ことができるようになります。つまりうつの中で立ち往生してしまいがちな「心の自動操縦装置をオフにして」、現実の直接経験を「気づき」によって、日ごろの「作業モード」ではなくあるがままの「存在モード」で過ごすことを選ぶ生き方で、徐々にうつの再発を防止できるようになるのです。

　これらの臨床的経験と実践が、マインドフルネス認知療法（Maindfull-ness-Based Cognitive Therapy）として、シーガル（Zindel Segal, 2002）によってうつ病再発予防があるということで開発され、うつ病抑制効果が実証されたプログラムとされました。うつ病の再発率は高く、半数以上が少なくとも1回は再発し、過去2回以上に経験している人の再発可能性は70~80％といわれ、これに対して、マインドフルネス認知療法は、うつの再発3回以上繰り返した群の4回目の再発率をほぼ半分に抑えたことが報告され、世界的に注目されたのです[52]。

　越川（2011）はマインドフルネス認知療法が「症状を治すべきもの、あってはいけないものと考えるのではなく、何であれ、今ここにあるものを否定せずに内外の刺激に意識的に気づいていくこと」という点が、「森田療法と重なる」としています[53]。

森田療法とACT

　日本で開発された森田療法（Morita therapy）というのは「心理的障害を治療するための西洋的アプローチと東洋的アプローチの双方の要素を結合された療法」です。このセラピーの特徴は「患者の病状には関与せず、患者が現在充実した生活を送るための機会や能力に焦点があてられている」のです。そのた

めに、4段階の組織的なプログラムが用意されます。「1期は、4日から7日間、ベッドで安静を保ち、完全に1人になって、ほぼ感覚を奪われ、食事とトイレ以外にはベッドを離れない期間。2期は、患者はベッドを離れ、日々の療法、集団集会、個人セラピストとのセッションなどに参加して、人生の目標やそれを達成するための手段を定義するようにうながされます。3期は、活発な肉体労働が許され、セラピストとの相互交流が増加します。4期は、集中的療法セッション、集団交流、共同体への再加入などが行われます」[54]。

森田療法が、精神分析と異なる点は「精神分析では、治療者に向けられた病理的な感情やファンタジーを「転移」として直接取り上げて話題にするが、森田療法では作業、生活行動へのコミットが何より重要で、治療者への陰性・陽性の感情は「作業遂行の仕方」の歪みや逸脱として取り上げられ、そうした視点で治療者・患者の相互関係が扱われるのです[55]。

白黒をはっきり区別する西洋の二元論的視点ではなく、クライエントとの依存的関係も直接話題にしないで、全体の流れの中で取り扱う東洋的視点が森田療法には色濃く出ているといえましょう。

森田療法やマインドフルネス認知療法の今を否定しないで、あるがままを受け入れるということを重視するのが、マインドフルネスを介入プログラムに取り入れたアクセプタンス＆コミットメント・セラピー（Acceptance and Commitment Therapy; ACT）です。

ACTのアクセプタンスは「日本の森田療法の『あるがまま』と同じ捉え方と考えてよい」といわれています。それは、森田療法の治療過程に「今を生きる、あるがまま自然受容、とらわれからの解放、純粋な自己、目的本位の行動、目的本位の考え」が、ACTの行動原理と重なるからです[56]。

ACTは、直訳すれば今を受容し価値づけられた行動をとることの意味になります。最初にこのセラピーを開発したスティーブン・C・ヘイズ（Steven C.Hayes, 2004）は、「認知行動療法の第3波のひとつとされる、科学的な心理療法である」といっています[57]。

アクセプトとは臨床では、第3章（80頁）で述べた傾聴の基本として、カール・ロジャーズの「無条件の積極的関心と受容（accept）」とつながります。

ACTのルーツは行動的療法（Behavioral Therapy）から出発しています。行動療法は1950年代に現れ、当時はPsychotherapy（心理・精神療法）として主

流であった精神分析療法に対立するような形で現われました。精神分析療法は、フロイトに代表されるように、人間の無意識の存在を想定し、その精神の内界に焦点を当てています。それに対して、行動療法は、外に現れた行動を対象にしています。

　科学を目指す心理・精神療法は、誰でも観察できる客観性のある行動（behavior）を対象とすべきであるという動きが、徐々に台頭してきたのです。行動療法は、ロシアのパブロフの条件づけ（条件反射学）や米国のワトソン（John B.Watson）の行動主義にその源をおきながら発展し「応用行動分析」が行われるようになってきました。ACT は「人間の言語や思考（認知）に関わる理論構築を進めていくことになり、ACT を支える理論として「関係枠理論（Relational Frame Theory）」が登場します。さらに、行動療法は「行動を変える」、認知療法は「認知を変えることを強調」していますが、ACT は、「行動や認知（思考）を変容することはせず、そのまま受け容れることを強調している」のです [58]。

ACTの基本姿勢と行動原理

　ACT の普及と実践に尽力したスティーブン・C・ヘイズ、スペンサー・スミス（Spencer Smith）は、ACT の常識とは異なる主だった考え方や捉え方について説明しています。

①心理的な苦痛はノーマルなものです。苦痛は重要なものです。そして、誰もが苦痛を感じます。

②心理的な苦痛を意図的に取り除くことはできません。あなたにできることは、それを人為的に増加させないようにすることだけです。

③苦痛と苦悩は、異なる２つの心理的な状態です。

④自分の苦悩を明確にしていく必要はありません。

⑤苦痛をアクセプタンスする（受け容れる）ことは、苦悩を取り除くためのひとつのステップです。

⑥自分が価値あるものと考える生活は、今すぐにでもはじめることができます。ただし、そのためには、自分のマインドの呪縛から解き放たれ、自分

のライフ（生活や人生）を生きていく方法を学ぶ必要があります[59]。

　ACT は、独特の基本行動原理があります。オーストラリアの医師で心理療法家のラス・ハリス（Russ Harris, 2015）は ACT から示唆を受け、次のあらたな 6 項目をあげています。
　①脱フュージョン
　　思考とのあらたな関係を築くことにより、それが及ぼす衝撃や影響を弱めることができる。苦痛で不快な思考を鎮める方法を学べば、それに脅かされたり、不快感や心配やストレス、憂鬱などを感じることもなくなる。また、限界を作り出す思い込みや、厳しい自己批判などの役にたたない思考を取り除けば、あなたの行動が受ける影響ははるかに弱まる。
　②拡張
　　不快な感情や感覚を抑圧したり追い出したりしようとせず、それらのために居場所を作ってやる。そうした感情に心を開きスペースを作ってやると、あなたを悩ます力はずっと弱くなり、心に留まってあなたを苦しめることなく、すぐに去ってしまうようになる。（ACT ではこれをアクセプタンス＝受容と呼ぶが、それは多くの別の意味をもっており、非常に誤解されやすいためこの言葉を使った）
　③接続（つながる）
　　現在この瞬間、この場所で起こっていることに完全につながる。今行っていること、経験していることに完全に集中・没頭する。過去についてくよくよ考えたり未来の心配をせず、現在の瞬間に完全に浸りきる。（ACT の用語では「今この瞬間との接触」と呼ぶが、簡潔な言葉に換えた）
　④観察する自己
　　観察する自己は心のパワフルな一面だが、西洋の心理学では今まで無視されてきた。あなたが自分のこうした面に気づくにつれ、扱いにくい思考や感情との関係をさらに変化させることができる。
　⑤価値の確認
　　人生を意味あるものにするために、自分が価値をおくもの（価値観）を明確にし、それとしっかりつながることはとても重要だ。あなたの価値観は、あなたが心の中で一番大切にしているもの、どんな人間になりたいか、自

分にとって最も重要で意味あることは何か、人生で最も支持しているものは何かなどを反映している。価値は人生に方向性を与え、あなたを変革に駆り立てる動機となる。

⑥目標にむかっての行動

豊かで意味ある人生は行動によって作られる。だがどんな行動でも良いわけではない。それは価値によって動機づけられ導かれた効果的な行動でなければならない。意味ある人生は、強い意志的行動によって、何度も失敗しても、何度コースからはじかれても飽くことなく挑戦することによって築かれる。

上記の 1~4 の原則はマインドフルネスの手法で、「気づき（awareness）、心を開き（openness）、集中した（focus）状態」のことをいいます。これらの基本原則を生活に応用すると、心理的柔軟性は着実に増していくのです。この心理的柔軟性こそ、重要なセラピーになるのです[60]。

また何度もいうように、この ACT の特徴は、マインドフルネスを介入プログラムとしていることです。それは「マインドフルな取り組み（mindful engagement）というモードを確立することであり、マインドフルな取り組みモードとは、行為の結果が直接的にまたは言語的に意味があるかどうかにかかわらず、行為の結果に対してより柔軟で開かれた状態」をいいます。つまりその心のモードを基調にして関係フレームを構築し、クライエントの抱える課題を明らかにしていく作業です[61]。

ACT は本来、心理的な困難な課題を抱えている人を対象にしたプログラムですが、現実的にはさまざまな疾患をもつ人や、人生の課題を抱えている人にも応用できる可能性があります。筆者は、長く末期患者や家族の心のケアに関わり、震災や事故で大切な人を亡くした方のスピリチュアルケアに関わってきました。

そういう方々が苦悩から立ち上がるきっかけとなるのは、心理的柔軟性をもった関係構築であり、親身なサポートです。ACT の接続、つながり意識は仏教的には前述の「縁生」や「慈悲」の信頼関係づくりでもあります。心理的柔軟性が大切であることはいうまでもありません。

臨床瞑想法による心理的効果の研究

　筆者はこれまで、現代のストレス社会を生き抜き、人間性を回復させるためのプログラムとして「ゆるめる瞑想（緩和・集中瞑想法；心身の緩和を目的とする）」「みつめる瞑想（観察・洞察瞑想法；自己や自己以外に起こっていることの観察・洞察を目的とする）」「たかめる瞑想（促進・生成瞑想法；心身機能の意図的向上を目的とする）」「ゆだねる瞑想（融合・統合瞑想法；超越的意識への融合を目的とする）」の４つの瞑想メソッドを開発し提案してきました。

　また、がんの患者さんや家族、さらには災害、事故で大切な人を亡くした方へのスピリチュアルケアとしても臨床瞑想法を実施してきました。さらには、医療介護関係者自身のスピリチュアルヘルスのためにも瞑想療法を実践してきました。

　そして瞑想研修が参加者のその時々の気分に及ぼす影響、また長期的な健康に及ぼす影響について、それぞれ TMS（Temporary Mood Scale 一時的気分尺度）、また前出の SOC 尺度（Sense of Coherence Scale 首尾一貫感覚尺度日本語版）を用いて検討した報告をしています。この研究では、結果として短期間の「ゆるめる瞑想」および「みつめる瞑想」には気分の鎮静効果があり、継続して実施することで、その効果は維持されるものと考えられました。一方、気分高揚を目的とする場合には、これら２つの瞑想法は効果的ではなく、さらにこれらの瞑想法には、長期的なストレス対処および健康保持能力の向上をもたらす可能性もあるという結論を得ました[62]。

　また筆者は、2017-2018 年にかけて、ある企業の協力を得て、働く人のメンタルヘルスに瞑想がどのように役立てられるかという共同研究もしました。

　筆者が主に実験を担当し、山本が中心となって研究を支え、川村が分析を担当しました。

①瞑想研究の目的としては、A 機械製作会社勤労者における、短時間の瞑想実習がもたらす精神的影響を心理学的指標により検証しました。

②方法としては、1. 対象者：A 機械製作会社に勤務する勤労者で、同社内研修会での瞑想実習に参加し、本研究への協力の同意を得た 21 名（いずれも瞑想初心者）から、以下両日に実施した JUMACL（The Japanese version of University of Wales Institute of Science and Technology Mood Adjective Checklist）また SOC 調査それぞれにおいて、全質問項目に回答漏れがない人を分析対象としました。

2. 質問票の内容は、瞑想の効果を検討するために、日本語版 UWIST 気分チェックリスト（20 項目）および日本語版首尾一貫感覚尺度（13 項目）（the Japanese version of Sense of Coherence Scale; 以下 SOC）を用いました。

③データ収集方法として、9 月 8 日また 10 月 5 日それぞれの社内研修会での瞑想実習前に、すべての参加者へ質問票を配布し、研修会がすべて終了し研究者が退室した後、研究協力者のみが回答し、自ら封筒に密封したうえで回収箱に投函しました。質問票は 9 月 8 日また 10 月 5 日に研究者が回収しました。

④分析方法として 9 月 8 日の「ゆるめる瞑想」また 10 月 5 日の「たかめる瞑想」それぞれの実施前と実施後との JUMACL および SOC 得点平均値を対応のある t 検定により比較し、危険率 5% 未満を有意差ありとしました。

1) ゆるめる瞑想

(1)椅子または座布団などに静かに座り、眼を軽く閉じる。手の位置は組んでも、広げてもかまわない。

(2)自分にとって気持ちが楽になる風景をイメージする（海、里山、小川、花畑など）。

(3)口から大きく長く息を吐き、鼻から無理なくゆっくりと息を吸い込む。この呼吸を 7 回以上、心が落ち着くまで繰り返す。背筋を伸ばして、気の流れをしっかりと確認する。

(4)心の落ち着きを感じたら、普通の呼吸に戻す。

(5)瞑想に入る。瞑想中は、呼吸に意識を集中する。心に浮かぶ雑念や想念には抵抗せず自然に任せておく。

(6)タイマーなどを使い、あらかじめ決めておいた時間になったら、1 回だけ大きく呼吸をして瞑想をやめる。

(7)ゆっくりと背伸びをしたり、首を回したりして、心身の調和を図る。

(8)椅子や座布団を片付けて、瞑想が終焉したことを確認する。

2) たかめる瞑想

(1)ゆるめる瞑想の(1)から(5)までを行う。

(6)瞑想状態を維持しながら、身体全体に意識を集中して「アー、エー、イー、オー、ウー」と声を出す。はじめに「アー」を出し、順に音階を上げていく。音階は、自分の出せる音（低音、中音、高音など）で適宜に実施する（3〜5分）。

※この発声訓練が自己の内面的なチャクラ（意識のツボ）を意識化し、五大（密教でいう地大・水大・火大・風大・空大）のエネルギーを高める。

(7)発声を何度か繰り返した後に、その声にウェーブ（声による波）を加え、ゆったりしたリズムから、細かいリズムへと変化させて発声する（2〜3分程度）。

(8)その後は声を出さずに、自然な呼吸で瞑想を続ける。

(9)瞑想中は、呼吸に意識を集中する。心に浮かぶ雑念や想念には抵抗せず自然に任せておく。

(10)タイマーなどを使い、あらかじめ決めておいた時間になったら、1回だけ大きく呼吸をして瞑想をやめる。

(11)ゆっくりと背伸びをしたり、首を回したりして、心身の調和を図る。

(12)椅子や座布団を片付けて、瞑想が終焉したことを確認する。

注：(6)は、他の方法として、マントラや真言、短いフレーズの歌などを活用してもよい。また今回は、マントラの替わりに"ありがとう"を繰り返し唱えた。

1. JUMACL

1）ゆるめる瞑想

　　TA では、実施前が 20.5（SD5.2）点および実施後が 14.1（SD4.1）点であり有意差を認めた（p=0.001）。また EA では、実施前が 28.1（SD5.0）点および実施後が 24.4（SD5.4）点であり有意差（p=0.023）を認めた。

2）たかめる瞑想

　　TA では、実施前が 20.8（SD5.3）点および実施後が 14.7（SD4.5）点であり有意差を認めた（p=0.001）。一方、EA では、実施前が 28.4（SD5.2）点および実施後が 26.6（SD5.3）点であり有意差を認めなかった（p=0.21）。

2. SOC

1) ゆるめる瞑想

有意味感では、実施前が 17.2（SD3.7）点および実施後が 17.3（SD3.6）点であり有意差を認めなかった（p=0.89）。また把握可能感では、実施前が 19.8（SD5.2）点および実施後が 20.0（SD5.3）点であり有意差を認めなかった（p=0.67）。また処理可能感では、実施前が 15.4（SD3.9）点および実施後が 16.3（SD2.8）点であり有意差を認めなかった（p=0.11）。

合計点でも、実施前が 52.4（SD11.3）および実施後が 53.6（10.5）であり有意差を認めなかった（p=0.21）。

2) たかめる瞑想

有意味感では、実施前が 17.2（SD4.2）点および実施後が 17.6（SD4.1）点であり有意差を認めなかった（p=0.35）。また把握可能感では、実施前が 18.7（SD4.0）点および実施後が 19.4（SD4.8）点であり有意差を認めなかった（p=0.36）。また処理可能感では、実施前が 15.1（SD3.7）点および実施後が 16.0（SD3.6）点であり有意差を認めなかった（p=0.13）。

合計点でも、実施前が 50.9（SD10.7）および実施後が 53.0（SD11.5）であり有意差を認めなかった（p=0.16）。

結論としては、短時間の「ゆるめる瞑想」および「たかめる瞑想」の効果を JUMACL および SOC を用いて検討しました。

1. 短時間の「ゆるめる瞑想」は、緊張覚醒およびエネルギー覚醒をともに抑制した。
2. 短時間の「たかめる瞑想」は、緊張覚醒を抑制するが、エネルギー覚醒には影響を及ぼさなかった。
3. 短時間の「ゆるめる瞑想」および「たかめる瞑想」は、首尾一貫感覚には影響を及ぼさなかった。
4. 短時間の瞑想実習には、リラクセーション効果のあることが示唆された。

以上が、筆者がリードして行った、企業社員への臨床瞑想法の実践報告です。

結果にもあるように、企業人では短期間の瞑想は、緊張緩和に有効であり、たかめる瞑想は、少し訓練と継続性が必要であることが示唆されました[63]。（この研究報告は、2019 年の「日本スピリチュアルケア学会」で発表しました。）

臨床瞑想法の実践内容についての詳細は、第 6 章に譲るとして、臨床瞑想法

が医療介護のスタッフだけでなく、働く人の健康生成にも役立つことを実証的に導き出しました。

ACTや臨床瞑想法はACPに応用できるか

ラス・ハリス（2015）は、自分の価値に基づいて生きることが重要としつつも「ACTのコンセプトの多くは宗教の教義に似ている」として、「特定の信条を採用することを勧めない」と述べています。さらに「ＡＣＴは瞑想ではなく、スピリチュアルな誘導でもなく、特定の座り方も、秘密のマントラもイオの臨床宗教師の数珠も、お香もロウソクも使用しない」として、「ＡＣＴは、人生に変化を起こすという明確な目的のために、マインドフルネス・テクニックの実践的な応用」であるといっています。ここに明確な心理学や精神医学に基づいた科学としての実践体系があるのです。

しかし、ハリス自身が瞑想を行うことは「ＡＣＴのスキルを向上させる上でとても有効」ともいっています[64]。

別の見方をすれば、スピリチュアルケアや臨床宗教の側からみれば、ACTは特定の宗教や教義に拘泥するのではなく、広く多くの公共空間での活用も可能性が秘められているとみていいかと思います。今後は、スピリチュアルケア専門職、臨床宗教師などの研修にも ACT や臨床瞑想法は活用されるでしょう。

本書のテーマは ACP です。人生の最期の場面でどう生きるかというテーマは、「人生に変化を起こして自分らしく生きる」という ACT の目的と変わるものではありません。

ACT ではマインドフルネスを通じて、自己のフレームを観察し、そこから勇気をもって一歩を踏み出すことを提案し、自分なりの価値観を醸成することを目的とします。

臨床瞑想法も、今の自分を否定しないで、あるがままに心身の緊張をほどき（ゆるめる瞑想）、自己他者を観察、洞察する（みつめる瞑想）ことを重視します。慈悲の心をもって自らの内面を省察し、あるいは成育歴を分析し、平和な心で調和的に未来を創造して（たかめる瞑想）、これまでとは異なった生き方を提案し、希望をもって新しい１歩を踏み出す（ゆだねる瞑想）というものです。

EOL ケアでも、ACT の要素や臨床瞑想法の要素を取り入れて、それまでの自分の人生を素直な心をもって振り返り、緊張を緩和して自分らしい生き方や希望を創造する ACP の場面でもおおいに活用できると確信します。

参考文献
1）ベッカー・カール「SOC の現状とスピリチュアル教育の意味」『全人的医療』8(1)、2007 年、24-28 頁。
2）山崎喜比古・戸ヶ里泰典・坂野純子『ストレス対処能力 SOC』有信堂高文社、2008 年、9 頁。
3）シュー・ウォルロンド＝スキナー、森岡正芳・藤見幸雄ほか訳『心理療法事典』青土社、1999 年、233 頁。
4）安藤治『心理療法としての仏教』法蔵館、2003 年、23-24 頁。
5）安藤治『心理療法としての仏教』法蔵館、2003 年、101 頁。
6）大下大圓『瞑想療法』医学書院、2010 年、180 頁。
7）安藤治『心理療法としての仏教』法蔵館、2003 年、42-46 頁。
8）江口重幸・多賀茂編『医療環境を変える「制度を使った精神療法」の実践と思想』京都大学学術出版、2008 年、329-341 頁。
9）氏原寛・成田善弘『カウンセリングと精神療法　心理治療』臨床心理学 1、培風館、1999 年、20 頁。
10）氏原寛・成田善弘『カウンセリングと精神療法　心理治療』臨床心理学 1、培風館、1999 年、24 頁。
11）馬場謙一『精神科臨床と精神療法』弘文堂、1978 年、340 頁。
12）大西守ほか『精神療法マニュアル』朝倉書店、1997 年、11 頁。
13）ハンス・ヘルムート、デッカー・フェイクト、阪上正巳ほか訳『音楽療法辞典』人間と歴史社、1999 年、496-497 頁。
14）M・A・ウエスト、春木豊・清水義治・水谷寛監訳『瞑想の心理学』川島書店、1991 年、32 頁。
15）安藤治『瞑想の精神医学』春秋社、1993 年、213-232 頁。
16）三上八郎「代替医療の法的問題」南山堂、治療、84(1)、2002 年、117-126 頁。
17）A・グッゲンビュール＝クレイグ、樋口和彦・安渓真一訳『心理療法の光と影』ユング心理学選書 2、創元社、1981 年、132-167 頁。
18）『ストレス百科事典』12、丸善、2009 年、2597 頁。
19）M・A・ウエスト、春木豊・清水義治・水谷寛監訳『瞑想の心理学』川島書店、1991 年、202-203 頁。

20) M・A・ウエスト、春木豊・清水義治・水谷寛監訳『瞑想の心理学』川島書店、1991 年、205-214 頁。

21) 阿岸鉄三『科学的医療と非科学的医療の統合』金原出版、2009 年、166 頁。

22) Avdesh Sharma, Sujatha D.Sharma, Meditation: The future of medication?. Indian phychiatric society in association with medical wing,R.E.R.F, 2009; 572-575.

23) 今西二郎『補完・代替療法とスピリチュアリティ医学の歩み』216(2)、2006 年、169-172 頁。

24) 阿岸鉄三『科学的医療と非科学的医療の統合』金原出版、2009 年、191-204 頁。

25) 今西二郎『代替、補完医療・統合医療』金芳堂、2008 年、19 頁。

26) 石井朝子・貝谷久宣・熊野宏昭編『弁証的行動療法：マインドフルネス・瞑想・坐禅の脳科学と精神療法』新興医学出版社、2007 年、75 頁。

27) マーシャ・M・リネハン、小野和哉監訳『弁証法的行動療法実践マニュアル』金剛出版、2009 年、14-22 頁。

28) マーシャ・M・リネハン、小野和哉監訳『弁証法的行動療法実践マニュアル』金剛出版、2009 年、144 頁。

29) 石井朝子・貝谷久宣・熊野宏昭編『弁証的行動療法：マインドフルネス・瞑想・坐禅の脳科学と精神療法』新興医学出版社、2007 年、78 頁。

30) 石井朝子・貝谷久宣・熊野宏昭編『弁証的行動療法：マインドフルネス・瞑想・坐禅の脳科学と精神療法』新興医学出版社、2007 年、85 頁。

31) 宮川三樹夫「スピリチュアルペインに対するマインドフルネス瞑想の有用性についての検討・考察」第 14 回日本緩和医療学会学術大会、2009 年、187 頁。

32) Daien Oshita, Miho Iwakuma, Koji Hattori: A Buddhist-based meditation practice for care and healing: An introduction and its application, International Journal of Nursing Practic, 2013; 19, 15-23.

33) 河合隼雄『心理療法序説』岩波書店、1995 年、126-128 頁。

34) 大下大圓『癒し癒されるスピリチュアルケア』医学書院、2005 年、46 頁。

35) 大下大圓『臨床瞑想法』日本看護協会出版会、2016 年、2-3 頁。

36) NHK: http://www.nhk.or.jp/special/stress/02.html（参照日：令和 2 年 3 月 15 日）

37) ジョン・カバットジン「マインドフルネスを医療現場に活かすキーパーソン」『Cancer Board Squar』4(1)、医学書院、2018 年、89 頁。

38) 日本マインドフルネス学会：http://mindfulness.jp.net/concept.html

39) 大下大圓「ストレスケアのために臨床瞑想法—マインドフルネスとの比較から」『看護教育』59(3)、医学書院、2018 年、201-203 頁。

40) Chiesa, A. et al: Mindfulness-Based stress reduction for stress management in healthy people. 593-600, J Altern Complement Med, 2009,15(5)

41) Shaheen E. Lakhan, Kerry L. Schofield: Mindfulness-Based Therapies in the Treatment of Somatization Disorders: A Systematic Review and Meta-Analysis, PLoS One, Vol8, No8, 2013.

42) Jacobs TL, Epel ES, Lin J, et al, Intensive meditation training, immune cell telo-merase activity, and psychological mediators、International Society of Psychoneu-roendocrinology, 2011, 36(5), 664-81.

43) 有田秀穂『「脳の疲れ」がとれる生活術』PHP 研究所、2012 年、85-86 頁。

44) Hayes, Steven C.; Luoma, Jason B.; Bond, Frank W.; Masuda, Akihiko; Lillis, Jason. "Acceptance and Commitment Therapy: Model, processes and outcomes". Behaviour Research and Therapy, 2006, 44(1), 1–25.

45) 林紀行「マインドフルネスとエビデンス」『人間福祉学研究』7 (1)、2014 年、63-78 頁。

46) 越川房子「マインドフルネス認知療法」『日本森田療法学会誌』22、2011 年、11 頁。

47) 越川房子・近藤育代「マインドフルネスを中核とするプログラム」『精神科』 30(4)、科学評論社、2017 年、299-230 頁。

48) 牟田季純・越川房子「身体状態の「意味づけ」としての情動―相互作用認知サ ブシステムとマインドフルネス」『Cognitive Studies』25(1)、2018 年、77-79 頁。

49) 牟田季純・越川房子「マインドフルネスの抑うつ低減の効果」『精神科』34(2)、 科学評論社、2019 年、101-105 頁。

50) マーク・ウイリアムズほか、越川房子ほか訳『うつのためのマインドフルネス 実践―慢性的な不幸感からの解放』星和書店、2012 年、60 頁。

51) マーク・ウイリアムズほか、越川房子ほか訳『うつのためのマインドフルネス 実践―慢性的な不幸感からの解放』星和書店、2012 年、70 頁。

52) 越川房子「マインドフルネス認知療法」『日本森田療法学会雑誌』22(1)、2011 年、 11 頁。

53) 越川房子「マインドフルネス認知療法」『日本森田療法学会雑誌』22(1)、2011 年、 15 頁。

54) シュー・ウォルロンド＝スキナー、森岡正芳ほか訳『心理療法事典』青土社、1999年、 428 頁。

55) 川原隆造・巽 信夫・吉岡伸一『東洋思想と精神療法』日本評論社、2004 年、40 頁。

56) 園田順一「ACT とは何か　What is ACT?」『吉備国際大学臨床心理相談研究所 紀要』7、2010 年、45-49 頁。

57) スティーブン・C・ヘイズ、スペンサー・スミス、武藤崇ほか訳『ACT（アク セプタンス＆コミットメント・セラピー）をはじめる』星和社、2010 年、2 頁。

58) 園田順一「ACT とは何か：What is ACT?」『吉備国際大学臨床心理相談研究所紀要』 7、2010 年、46-47 頁。

59) スティーブン・C・ヘイズ、スペンサー・スミス、武藤崇ほか訳『ACT（アクセ プタンス＆コミットメント・セラピー）をはじめる』星和社、2010 年、3 頁。

60) ラス・ハリス、岩下慶一訳『幸福になりたいなら幸福になろうとしてはいけない： マインドフルネスから生まれた心理療法 ACT 入門』筑摩書房、2015 年、44-46 頁。

61) スティーブン・C・ヘイズほか、武藤崇ほか訳『アクセプタンス＆コミットメント・ セラピー（ACT）第 2 版：マインドフルな変化のためのプロセスと実践』星和社、

2014 年、94 頁。

62）山本明弘・岩隈美穂・大下大圓「2 日間の瞑想講習会が瞑想初級者の気分およ
び首尾一貫感覚へ及ぼす影響—Sense of coherence scale および temporary mood
scale を用いた検討」『日本保健医療行動科学会雑誌』31(2)、2016 年、61-69 頁。

63）山本明弘・大下大圓・川村晃右「A 機械製作会社の勤労者における短時間瞑想
実習の精神的効果— JUMACL および SOC を用いた検討—」『スピリチュアルケア
研究』3、日本スピリチュアルケア学会、2019 年、99-106 頁。

64）ラス・ハリス、岩下慶一訳『幸福になりたいなら幸福になろうとしてはいけない:
マインドフルネスから生まれた心理療法 ACT 入門』筑摩書房、2015 年、107-108 頁。

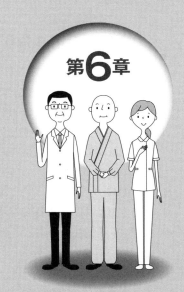

第6章

ケアラー自身の
ACPを考える

COVID-19と向き合う

2019 年 12 月に中国・武漢で原因不明の重篤肺炎から発生した新型コロナウイルスによる感染症は、正式に COVID-19 と命名され、瞬く間に中国からアジア、ヨーロッパ、北米へと全世界に拡大しました。

日本では海外からの感染者の流入を防ぐ水際対策から始まり、クラスター発生予防や医療崩壊を防いで国民の安全と健康の確保にあたりましたが、オリンピック開催の是非をめぐり、政府の対応は遅れたとの批判もでました。しかし政府・自治体、保健医療従事者、全国民が連携して必死の対策活動を行い、COVID-19 感染拡大を防ぐための「緊急事態宣言」が４月１６日に全国に出されました。（5 月 25 日解除）

WHO 事務局長はパンデミック相当との認識を表明し、2020 年 6 月 26 日現在で、世界の感染者数は 960 万人となり死者は 48.9 万人となっています。感染が確認された国と地域は 213 になり、最も多い米国では 242 万人で、ブラジルが 122.8 万人、ロシアが 61 万人と続いています、日本では感染者 18,212 人、死亡 971 人、退院 16,320 人を数えています[1]。

因みに、1 月以降の半年間で新型コロナウイルスに関する研究は進んでおり、いまや「COVID-19」で検索する国際論文はなんと 794,974 本（2020,5,22 現在、京都大学図書館）もヒットします。

サイエンスに投稿された新しい論文には、気候風土とウイルスの感染傾向についての研究があります。これから夏を迎えるにあたって、COVID-19 が収束するという可能性はなく、そういった気候に左右されないウイルスの感染拡大があることを示唆しています[2]。

イギリスの研究では、新型コロナウイルスの物理的距離による感染リスクの定量化研究が行われています。それによれば、ロックダウン中の測定された接触パターンを、非流行期に行われた社会的接触のパターンと比較し、他者との接触を少なくすることによって感染拡大を防げることを数値化したものです[3]。

感染拡大が予想され、2 月から 4 月と社会不安が増大します。国の PCR 検

査もなかなか進まない現状に多くの国民が不安をかかえることになりました。

　社会的不安のみならず、実際に罹患した患者や家族のこころの負担は甚大なものがあります。そのストレスは身体面へのもので「疲れがとれない、眠れない、頭痛、腹痛、肩こり、体の痛み、めまい」などがあり、心理面では「不安心配、イライラ、落ち着かない、落ち込む、緊張感、1人でいるのが怖い、集中できない、意欲が出ない」ことがあります[4]。

　日本赤十字社では、今回の新型コロナウイルスに対する“負のスパイラル”を知り、断ち切るためのガイドとして「新型コロナウイルスの3つの顔を知ろう！〜負のスパイラルを断ち切るために〜」を作成して啓発に努めています。COVID-19の3つの感染症の顔とは「病気」「不安」「差別」です。身体的な病状だけでなく、精神的にダメージを受け、必要以上に不安が増大してしまう側面、さらには自己を守ろうとする本能から、極端に外からの細菌を拒絶する反応として、無知からくる偏見や差別が起こっていることを指しています[5]。

新型コロナウイルス患者家族への支援

　筆者は、阪神淡路大震災や東日本大震災への支援活動を実施した経験から、早くに新型コロナウイルスに影響される人々への支援として、自坊（飛騨千光寺）境内にある「バザラ・いのちのケア室」で4月からカウンセリング活動を始めました。そして5月にはチームを組んで、「感染症と向き合うケアラーや患者・家族の思いを聴くサロン」を立ち上げ、新型コロナウイルスに影響する患者家族の無料相談を実施してきました[6]。

　サロンは「こころのケアの視点から、今回のコロナウイルスの現場ではたらく医療者やケアラー（介護、支援者）や実際に感染症に罹患した本人や家族と、気軽に思いを語る場を設営しました。サロンは、医療の専門家、心理専門職・傾聴の有資格者が、医療や介護の現場でストレスフルになっているケアラーや、患者・家族の立場で心の内を話せずにいる方への悩みや愚痴を傾聴する支援活動」を目的としています。対象者は、「ケアラーとは医療や介護機関で働く人すべてを指し、業務、職種は問いません。COVID-19の診療やケアに直接関わっていてもいなくても参加できます。患者・家族とは、今回は感染症に関係するご本人や家族に限定します」としました。

相談内容は無料で行なっています。内容は守秘義務となるために公開はできませんが、患者の家族からの相談では、入院した本人に会えないことや、死別後の悲嘆感情が災害死別に似たトラウマ的状況が生じていることです。

　また医療者は、その責任感や職務義務から、なかなか本音を吐露できず、苦しんでいることがわかりました。過酷な現場対応を強いられることに、弱音がはけない現実には、個人の問題もありますが、日本特有の組織的な構造も見え隠れして、弱い立場の人々が苦しむ構図は、いつも変わらないようです。

　ちなみに相談員は筆者（僧侶、臨床宗教師）を中心として、産業医、看護師が参画し、協力者として精神科医や病院緩和ケア医が存在しました。

　COVID-19 は、現代人に多くの苦痛と困難をもたらして、世界の各地で多くの人がスピリチュアルペインを被ることとなりました。それは個人的、家庭的、社会的、世界的に最大級のストレスです。

　しかし、すでに環境団体の報告では、「30 年ぶりにインド北部のパンジャブ州で、大気汚染によって見えなくなっていたヒマラヤ山脈がくっきり見えるようになった」とか「中国の大気汚染が 50％改善した」、「汚染が激しかったイタリアのベネチアの水路がきれいになった」、「ロサンゼルスも PM2.5 が 40％減少した」との報告があります[7]。

　COVID-19 は、人類の生き方を大きくかえる働きをしてくれたのかもしれません。私たちはどうしても目先の苦しみの改善をいち早く望むものですが、長期的な展望に立つこともストレスを乗り越える重要な鍵であるといえましょう。新しい生活の在り方が問われることとなりました。

医療現場のストレス

　COVID-19 に携わった医療者がどのようなストレスを味わったかという内容の論文が早くに出ています。それは中国武漢市を中心に、COVID-19 患者を治療する医療従事者におけるうつ病、不安、不眠、苦痛の症状の大きさを定量化し、これらの症状に関連する潜在的な危険因子を分析することで、医療従事者のメンタルヘルスにどのような影響があったかを検証したものです。調査は 1257 人を対象に、参加率は 68.7％でした。調査結果は最前線の医

療従事者のうつ病の症状（634［50.4%］）、不安症（560［44.6%］）、不眠症（427［34.0%］）、および苦痛（899［71.5%］）で、心理的負担の影響が出ているのは特別対応の看護師、最前線の医療従事者など直接従事しているスタッフであると報告しています[8]。

近年、対人援助職のストレスコーピングが重要になっています。新型コロナウイルスの患者対応だけなく、医療現場などストレスフルな環境で職務遂行を行っていくことは、多くの職務上のジレンマやストレスが発生しているわけです。

以前から、患者家族のケアには「傾聴」と「共感」が同時に重要なケアスキルだと言われてきました。「傾聴」は「無条件の積極的関心と受容」で相手の話を聴くことです。「共感」とは、自分の価値観を交えず、相手が信じている価値観を感じとることで、そのことを相手も確認したときに共感が起こります。

災害時でのこころのケアを扱った「サイコロジカル・ファースト・エイド：Psychologikal First Aid: PFA」（アメリカ国立子どもトラウマテックストレス・ネットワーク）には、非常に強いストレスにさらされた援助者が「共感ストレス—無力感、混乱、孤独感。共感疲労—意欲の喪失、疎外感、あきらめ。直接的、間接的にトラウマが頭から離れなくなったり、生々しいイメージが何度も繰り返されたりする。引きこもりと孤立。薬物やアルコール依存。睡眠変化。DVなどの対人関係上の深刻な問題。絶望感からくる抑うつ（自殺企図）。あえてリスクのある行動」に陥ることを指摘しています。

そこから脱却するためには、組織の協力として「配置換えや休暇、スーパーヴィジョンやカウンセリング」などが必要であるとしています。またセルフケアとして、適度な運動、栄養、休息は当然なことながら「自己管理と活動ペースの調整。自己の境界線の確保。他者に任せること。仲間、家族、友人とこまめに連絡をとる。リラクセーション、ストレス・マネージメント、気分転換をはかる。定期的にピアコンサルテーションやスーパーヴィズを活用する。柔軟で、根気強く、寛大であるよう努める。すべてを変えることはできないことを受け入れる」などの手引きがあります[9]。

筆者もこの本を片手に、東北の被災地を歩きました。その活動は2020年春までに80回を超えました。

それでも医療者は前向きに努力する

　今回の COVID-19 の治療に当たった医療者の一部に対して、心無い人たちからの嫌がらせが報告されています。医療や介護の現場で人命を救うために自分の身を危険にさらして活動した医療者の中から、職場において「バイ菌」扱いされるなどのいじめ行為や、子どもの保育園・幼稚園などから登園自粛を求められるなどの事態が報告されています[10]。

　過酷な現場で働いているにもかかわらす、社会的な差別や偏見が生じることは残念なことです。しかしそういった状況でも、医療者は頑張っているのです。

　今回の新型コロナウイルスに関連して、困難な状況で働く職員がこころの健康を維持するために必要な要素として、看護協会では、次の要点をあげています。

①職務遂行基盤（スキル、知識、安全）：職務を安定的にこなせていけるという感覚が、自己効力感や仕事の意味感を支える基盤です。COVID-19 対応において、前例のない業務に不安を感じるスタッフも多いため、身体的安全の確保や職務遂行に必要な技能の補強や環境整備は不可欠です。

②個人のセルフケア：いわゆるストレス・マネジメント能力。ストレスのかかる労働環境でいかに対処できるか、押し寄せる不安をどう受け流すかが重要となります。

③家族や同僚からのサポート：周囲の人間からサポートを得られるかどうかで、困難な状況で働く職員のその後の精神的健康度は大きく変わってきます。COVID-19 対応において、周囲の人間からのサポートが得られにくくなる例も報告されているため、当該職員を孤立させないよう配慮が必要です。

④組織からのサポート：個人のセルフケアや同僚からのサポートだけでは限界があり、組織からのサポートが極めて重要です。職員のメンタルヘルスに組織のサポートが有効であることは、東日本大震災や SARS の時にも報告されています[11]。

ACPとケアラーのストレス

　大げさかもしれませんが、ACP の現場（施設ケア、在宅ケア、訪問ケアなど）も、時に戦場を思わせるような非常事態の過酷な労働環境になることがあります。

　1988 年の早い時期から医師や看護職のストレスについての研究があります。それはバーンアウト＝「燃え尽き現象」、「燃え尽き症候群：Burnout syndrome」の要因として、「心理社会的環境特性＝生活出来事、日常苛立事、仕事や職場での対人関係、職場の雰囲気および仕事の士気、患者や医療従事者仲間、上司からの活動期待・支持、情緒的支援」と「行動特性＝行動特性、神経質型行動特性、対処型行動特性」の両面から調査が行われています[12]。

　バーンアウトとはアメリカの心理社会学者のクリスティーナ・マスラック（Christina Maslach, 1976）によれば「長期間にわたり他人を援助する過程で、心的エネルギーが絶えず過大に要求された結果として生ずる、極度の心身の疲労と感情の枯渇を主とした症候群であり、自己卑下・仕事嫌悪のほか他人への思い遣りが欠如した状態がみられるもの」と定義されています。マスラックはバーンアウトの 3 つの大きな症状をあげています。それは①情緒の枯渇、②脱人格化、③個人的達成感の低下です[13]。

　日本では、医師、看護師の特性差異はあっても、燃え尽き症候群に陥る要因に仕事の責任、士気、質、量などで背景には「責任の重さ、乗り越えなければならない課題、自分や家族の健康、自分の将来、不規則な生活」があり、「かさむ経費、患者とのかかわり、仕事上の性差別、新しい機器」などへの苛立ち感が影響をもたらすという報告があります[14]。

　また海外の研究では女性の看護師、心理職、ソーシャル・ワーカーの 249 人を対象にしたバーンアウトの研究では「情緒的疲弊感と脱人格化は、仕事で新しいことに挑戦する機会が少ない」ことにあるとの報告もあります[15]。

　2017 年の現在でも、それらは改善されつつありますが、ストレスフルであるという現実は変わっていません。近年の医師の診療科別のストレス調査では「医師のメンタルヘルスに最も大きく影響する要因」を医師会員に尋ねたところ、全体では「労働時間の長さ」が最多の 24.5%、2 番目には「休日の少なさ」

が15.2％を占めました。3番目に多かったのは「患者との関係不良」(11.0％)で、医師と患者の間で行われるコミュニケーションの難しさが影響しているとの報告があります。なかでも「開業医（170人）、勤務医（513人）別」では、開業医の上位3項目が「労働時間の長さ」24.1％、「休日の少なさ」16.5％、「命や健康を扱う職責の重さ」12.4％だった一方、勤務医では「労働時間の長さ」24.6％、「休日の少なさ」14.8％、「上司との関係不良」11.7％との報告があります[16]。

　看護職がストレスを感じる主なものは「仕事内容による緊張感（例：人命に関る仕事など）、チーム医療に関すること（例：看護師に対する医師の理解不足など）、労働環境に関すること（例：時間に追われる仕事、仕事量が多く時間外勤務が多い、交代制勤務で生活が不規則になるなど）、患者・患者家族との関係に関すること（例：無理な要求をされる、威圧的な態度を取られるなど）」など多岐にわたった業務があげられています[17]。

　これからのストレスフルな現実からは逃げることはできず、今後は個々の対応として、ますます生活環境の改善や生き方、思考を工夫することが必須となっているようです。

共感疲労するスタッフたち

　積極的に傾聴（Active Listening）によって、クライエントとの交流が生まれます。そしてクライエントの深い心の心象を聴いていきます。そのように、クライエントの語る物語として理解してアプローチする方法をナラティブ・ベイスト・メディスン（Narrative-Based Medicine; NBM）といいます。医療現場では「根拠に基づく医療」（Evidence-based medicine; EBM）に対抗して現れた臨床のスタイルです。

　そこで、あまりにも共感しすぎて起こるストレスフルな状態を「共感疲労（compassion fatigue）」といいます。この言葉はジョインソン（Carla Joinson, 1992）が、救急部門のナースに見られる現象としてはじめて報告したといわれています。その症状とは、「身体疾患の悪化、生活の中での喜びの欠如、仕事に行く恐怖、神経過敏、慢性疲労など」といわれているのです[18]。

ストレスケアに詳しい精神科医の保坂（2018）は、ケアスタッフが共感疲労に注意しなければいけない理由として、「①共感疲労が情緒的には徹底的なダメージになってしまうこと、②医療者の性格が共感疲労を起こしやすいこと、③外的な要因は回避できない場合が多いこと、④よほど注意を向けていないと、共感疲労は認知されにくいこと」だとしています。

　さらに、保坂は「共感疲労」の要因として、脳科学が明らかにした、共感に関連した細胞、つまり「ミラーニューロン（Mirror neuron）」が関係していると説明しています。ミラーニューロンは1996年、イタリアのリッツォラッティ（Giacomo Rizzolatti）によって発見されたもので、マカクザルの生態から、「ミラーニューロンは霊長類などの高等動物の脳内で、自ら行動するときと、他の個体が行動するのを見ている状態の、両方で活動電位を発生させる神経細胞のこと」で、「他の個体の行動を見て、まるで自身が同じ行動をとっているかのように "鏡" のような反応をすることから名付けられた」といわれています。さらには、「サルの研究では、他者の感情に共感するミラーニューロンは見つかっていなくて、共感の気持ちがわかる能力は人だけに備わった能力であり、共感は極めて人間的なこと」だということです[19]。

　つまり、多くのケアラーはクライエントの苦痛や苦悩に共感することで、それがミラーニューロンになって、自分も苦しんでしまうということです。しかし、人間である以上、他人の苦悩をみて平気な人は少ないでしょう。多くのケアラーは、「心身ともに苦しい人を助けたい仕事」という選択肢から従事している人が多いようですので、このミラーニューロンは、ガッテンがいきます。

　ではどうすれば、これらの疲労感やストレスを克服できるか、大切な情報を次に紹介します。

ストレスリダクション①──レジリエンスとPTG（スピリチュアルな成長）

　現代人は未曾有のストレスフルな生活環境にあって、本来は丸かった風船が、歪な形のままでなかなか元に戻れないように感ずるときに、心理的プレッシャーを感じます。

　風船のように元に戻ることを「レジリエンス（resilience）」といいます。レ

ジリエンスとは、「社会的ディスアドバンテージや己に不利な状況において、そういった状況に自身のライフタスクを適応させる個人の能力」と定義されています[20]。

　レジリエンスとは、もともとラター（Michael Rutter, 1985）などによって提唱された概念で、最初は物理学の分野で「弾力性」「反発力」を示す言葉で「深刻な危険性にもかかわらず、適応的な機能を維持しようとする現象」と定義されていました[21]。

　その後、心理学、精神医学の分野で防御と抵抗力を意味する概念として用いられるようになり、さらに「人が逆境に遭遇した際の精神疾患に抵抗し、健康な発達をとげるための防御機能」などとされ「心理的復元力、心理的回復力、心理的立ち直り」などと表現されています[22]。

　レジリエンスは、「脆弱性（vulnerability）」の反対の概念であって、死別や災害離別からの立ち直りなどの支援活動や、援助者のストレスからの回復などへの要因としても論じられ、自発的治癒力の意味があります。「反力」「精神的回復力」「抵抗力」「復元力」「耐久力」などとも訳されます[23]。

　ケアラーが自身の健康を取り戻すためにも、このレジリエンス機能が大事です。レジリエンスは「忍耐力ではなく、新奇希求性、感情調整、肯定的な未来志向」という前向きな視点が重要なのです[24]。

　筆者は阪神淡路大震災や東日本大震災後に被災地を訪問して、さまざまな活動をしてきました。現地でであった医師、保健師、看護師との交流の中で、被災者、家族を失った人、行政職員などに対して多くの支援活動を展開してきました。レジリエンスには「自発的治癒力」という表現がしっくりきます[25]。

　災害体験によるスピリチュアルペインは、気持ちの落ち込み、意欲の低下、不眠、食欲不振、涙もろさ、いら立ちやすさ、集中力の低下、記憶力の低下、茫然自失などとなって表れ、不安定な時期が続きます。それらは時間の経過とともに自然回復する可能性が期待されますが、強いストレスが長引くと、うつ病、パニック発作、PTSD（心的外傷）などの精神疾患につながりやすいのです。

　筆者が被災地で実施した音楽療法や瞑想療法は、被災者のPTG（post-traumatic growth）機能を高めることに有用性があったといえます。PTGとは、「危機的な出来事や困難な経験とのスピリチュアルペイン・闘いの結果生じる、ポジティブな心理的変容の体験」のことです。

このPTGをたましいの成長過程であるとするならば、次の3つに集約されます。

①自己概念の変化：今後の予測、自己効力感、自信、勇気、サバイバーとしての自覚、対人関係の変化。

②自己開示から人間に対する親密感の創出：他者の痛みへの共感、同情や愛他的行動の増幅。

③人生哲学の変化：極限的状況の中で自己を超えた大いなるものとつながっている感覚[26]。

　愛する家族を失った人への悲嘆ケアは、阪神大震災を経験した直後からもいわれ、特に「残された家族の死者との「絆の継続」（continuing bonds）の維持に役に立つ」という報告もあります[27]。

　ACP実践課程で、大切な家族を亡くした人もいます。そういったスピリチュアルケアとしての悲嘆ケアには留意すべきことがあります。死別者と残された人との関係性は複雑であり、重要な他者が死別したことに対する反応もきわめて多様なのです。

　悲嘆は失った人物との関係に関する意味と感情の変容が含まれ、悲嘆ケアの目標は人物がいなくても生きていくことを認める一方で、同時に亡くなった人との関係性の持続を保証することです。さらに悲嘆の作業が孤立して行われることはまれであり、ともに嘆き悲しむ人や他の生存者と一緒に行うことも少なくありません。

　悲嘆と悲哀を同義とするならば、悲嘆の重要な側面は、他者との関係性という自己経験を維持している機能を失うために、自己と他者との関係性が分断し崩壊するという経験をすることです。したがって、生存者の自己感覚を再組織化することが、グリーフケアの重要な役割なのです[28]。

ストレスリダクション②—SOC（いきがいづくり）

　前述のレジリエンスとおなじように、大きな社会的圧力や個人的ストレスに対応して人間の回復力や立ち直りを示す最近の研究に、前出の「センス・オブ・コヒーレンス（Sense of coherence; SOC）」という健康生成論があります。

この首尾一貫感覚は「幼児期においてその基本的な特性が備わっていると考えられ、人生における重大な外傷体験や、日々のストレスに対して個人が独自の方法で対処できるような働きをしている」といわれています。また、「①何が起こるかわかる（把握可能感；Comprehensibility）、②あらゆる状況に対応できる（処理可能感；Manageability）、③頑張ってみる価値がある（有意味感；Meaningfulness）」の３点が、首尾一貫感覚を形づくっているとされます。

　カール・ベッカーは、はやくから SOC に関する幾多の研究報告をしています。特に 2010 年から関西を中心に働く 155 名の新人看護師を対象に「新人看護師のストレスと SOC 改善調査」として「属性、ストレス対処能力 SOC 尺度、職業性ストレス尺度、バーンアウト尺度をあわせた質問用紙の調査」を実施しています。「SOC と燃え尽き」の関連で「新人看護師は１〜２年目にかけてバーンアウト傾向にあり、ストレスも対人関係の面で増大している」としながらも「仕事にやりがい感を感じない新人看護師より、やりがい感を感じる新人看護師のほうが、職場ストレスに対して比較的強く、立ち直りやすい」ということや「自己処理感が高い人ほど情緒的疲弊を起こさないのに対して、有意味感が低い人ほど離人化している」。対策として「着任時からの信頼できる職場環境と人間関係、やりがい感あふれる職場づくり」などが重要であると報告しています[29]。

　世界各地で、戦争、災害、事故、社会的死別などの様々な災いを体験し、ストレスフルになる人間の生き方が探求されてきたのです。

　ストレスや燃え尽きを防ぐには、本人の生きる力を呼び戻すことと、職場環境の整備や上司のサポートのあり方も重要な因子となりますから、苦しいときの SOS 発信、友人関係の強化などを確保することが大事なこととなります。

　ACP の場面で遭遇するさまざまな困難さを、すべてネガティブなものとして断定することをいったん解放して、そのときの自分の課題をマインドフルに再検討してみることが大切です。

　そこで私は、これらの健康生成論をもとに、ACP にかかわるすべてのスタッフに現実的に生活の中に取り入れる心得としてケアラーの「生きがいづくり３信条」を提案してみました。

①目の前にある課題をマインドフルに受け止め、そこに自分の人生の目的を見つめることができる。
②人生の意味や目的を達成するために、柔軟にどのような生き方・方策があるかを考えることができる。
③生活に祈りや瞑想などを取り入れることで、現実的な方策や生き方を具体的に実行することができる。

　私たちが生涯で経験する出来事には、実はすべて意味があり、そして自分の課題を深く見つめ、その経験を通じて、やがて己の魂の成長を促すことができるというスピリチュアリティが、私たち一人ひとりには生まれながらに備わっているのです。スピリチュアルケアを実践することは、自他ともにより健康的に生きることを目指しているといえます。

　人の心は本来、ストレスで変形しても、風船のように元の丸い形に戻る力を保持しています、そうやって人は苦難を克服して生きてきました。近年の阪神大震災や東日本大震災などのように自然災害の多い日本でも、人々は艱難辛苦を体験しつつも、たくましく生き抜いてきたのです。「自然治癒力」という人間の立ち上がりのワザには、独自の健康生成の鍵が隠されているといってもいいでしょう。

ストレスリダクション③──セルフ・コンパッション（自利と慈悲）

　コンパッション（Compassion）とは、「慈悲」と訳されます。「セルフ・コンパッション（Self-Compassion）は「自分に対する慈悲」「自分に対する思いやり」の意味となります[30]。

　この慈悲はいうまでもなく仏教から出た用語であり、「自利利他」や「慈悲の心」こそが、ストレスからくる怒りや失意を克服して、幸福を実現する方法でもあります。

　慈悲や喜捨を表現した言葉に「四無量心」があります。「四無量心」とは、四つの計り知れないほどの広大な心を指しますが、仏教における至福の愛情表

現であり、多くの経典に登場する有名な言葉です。

「四無量心」をまとめると次のようになります。

慈無量心（maitrī appamaññāyo）は、生きとし生けるものに楽を与えること（父性原理＝与楽）
悲無量心（karunā appamaññāyo）は、相手に共感し、苦を抜くこと（母性原理＝抜苦）
喜無量心（muditā appamaññāyo）は、他者の楽をねたまないこと（自己の命に感謝）
捨無量心（upeksā appamaññāyo）は、愛憎親怨の心がなく、心が平等・平安であること（無我）
（参考：多屋頼俊・横超慧日・舟橋一哉編、『仏教学辞典』、法蔵館刊、2000）

「慈」とは、そこに愛情を感じることで、共感との相関性が考えられます。つまり「誰かを心を込めて愛するという念」は、一方的なものであってもエネルギーは放出されます。受け取る相手がそのことを感じた時に「愛されている」と共感できるのです。

「悲」とは、悲しいという字を書きますが、大悲の意味で「おおいなる憐み」の心です。相手が苦しんでいたり、悲しんでいるその心に共感し、苦しみを抜いてやりたいと思うおもいやりの心です。

「マインドフルネス瞑想」で触れたように、マインドフルネスが自己の表層意識のコントロール機能に有効なことはおわかりいただけたと思います。それをさらにバージョンアップさせるのが、「慈悲の瞑想」を取り入れることなのです。ここに慈悲を採用した臨床瞑想法の意義があります。

マインドフルネスを習得したアメリカの心理療法家のティム・デズモンド（Tim Desmond, 2017）は、この慈悲を取り込んで「セルフ・コンパッション、スキル・ワークショップ」を開催しています。セルフ・コンパッションとは、「今ある自分を受け入れ、何ひとつ変わらなくても、愛され、受け入れられ（accepted）、認められていると感じ、骨の髄くらい深いところで、自分が根本的に大丈夫、大丈夫どころかすばらしい。体の内側から語りかけてくる"自分は美しくて、たった一人のかけがえのない人間なのだ"という声に耳を傾け、そう思えること」なのです[31]。

このワークを展開するにはマインドフルネスが活用されていると前述しましたが、デズモンドは、このワークに参加したときの脳への影響を研究しています。それによると「おもいやり回路（ケア・サーキット）」をワークによって強

くしていくことができるということです。

　その8つの科学的発見は以下のようです。①「おもいやり回路（ケア・サーキット）」とよぶ神経のつながりがあり、そこで思いやり、温かさ、愛情が作り出されている。②セルフ・コンパッションのトレーニングは、筋トレのように「おもいやり回路」が強くなる。③セルフ・コンパッションのトレーニングは、思いやり回路が成長して、大きさの変化が脳画像でわかる。④「思いやり回路」は情動にかかわる重要な回路で、喜びと幸せの気持ちをつくりだす。⑤セルフ・コンパッションのトレーニングで「思いやり回路」を活性化すると、気持ちの面のあらゆる苦しさを減らすことができ、不安、抑うつ、怒りもやわらぐ。⑥セルフ・コンパッションのトレーニングを1日30分14日間行うと、脳が有意に変わって、より向社会的になり、他の人を思いやる行動も増える。⑦コンパッションのトレーニングを8週間行うと、気質やパーソナリティが有意に肯定的になる。

　科学者たちの調査にもとづくと、これまで記録されたなかで、幸せの指標がいちばん強く脳に表れているのは、コンパッションを集中的にトレーニングした仏教僧侶だった、という大変興味深い報告です[32]。

　ほかの臨床実験でも Loving-Kindness and Compassion Meditation（愛と慈悲の瞑想）などを行うと、共感と関連した脳の部位の活動が増すという報告もあります[33]。

　臨床瞑想法では、慈悲の瞑想を取り入れています。慈悲の瞑想とは、単に瞑想をするだけでなく、偏らない平和な心で他者に慈愛の心を向け、他者の幸福を願うことが重要であり、自利利他が発揮される瞑想なのです。対象者が存在するかしないかに関わらず、慈愛の心を起こしてまわりにその念を送ることです。決して個人的な反応がなくても、その慈愛の念はエネルギーとして自他に影響します。

　科学的な研究調査からも、慈悲心をはぐくむトレーニングはどれも有用です。それは自分を活かし、他者を支援することの生き方につながり、自心の深層部、スピリチュアリティを活性化してさらなる向上に役立つのです。

慈悲心をたかめて怒りや不安をコントロール

　私たちは日々の生活の中で、怒りや憎しみをコントロールできたらと思う場面に遭遇することがよくあります。そんな時に「慈悲の瞑想」が役立ちます。

　仏教心理学といわれる唯識では、苦しみや迷いのことを「無明・煩悩」と総称し、特に「貪、瞋、痴」を三毒と呼び、諫めてきました。

　「貪」とはむさぼりで、欲望そのものをいいます。「瞋」は怒りです。「痴」は真実を知ろうとしないことです。まさに毒とは、脳内伝達物質でいえば、怒りの感情で分泌され、神経に影響を与えるアドレナリンや筋肉系に影響を与えるノルアドレナリンなどとなります。これらは、不安や怒り、恐怖心で分泌されるのです。

　仏教では、この三毒を克服するためには「自分さえよければいいという欲望を持たない、怒りをコントロールする、物事の真実を見抜く眼を持つ」ということです。

　特に「瞋」、つまり怒りのメカニズムは生理学的に解明されてきています。怒りの感情は他人だけでなく、自己への攻撃でもあるのです。なぜなら、身体の細胞組織へ酸素を十分に供給しないまま、むしろ炭酸ガスという毒素を細胞へ運ぶことになるからです。

　この仕組みを簡単に説明しましょう。私たち人間の身体は酸素を吸って、炭酸ガスを吐き出しています。体内から空気中に放出された炭酸ガスは、すぐに化合して二酸化炭素になります。ご存知のように、この二酸化炭素を植物が吸収して、光合成によって酸素が作られるのですから、今さらながら大自然の恩恵には感謝するところです。

　また怒りは脳内伝達物質のコルチゾールなどを発生させ、脳の海馬を萎縮させることが医学的に解明されています。海馬が委縮すると認知症になりやすいといわれています。怒りっぽい人は脳血管性や心臓、血液循環系統の病気になりやすい状況を自分で作っているのです。長生きしたかったら、怒りをコントロールする術を覚えて、健康を管理することが大事です。

　この怒りや憎しみをコントロールするのには慈悲の瞑想が有効です。怒りが

出た時には、鎮静的、緩和的な瞑想であるゆるめる瞑想とみつめる瞑想の併用が有効です。まず、深い呼吸を繰り返しながら「今私は怒っている」「今私は誰々について怒っているのだな」「今私は怒っているという自分を発見している」などと、自分を客観視しながら、呼吸します。

重要なのは、怒りや悲しみなどの無明の背景には、これまでに自分が経験したことを土台として、自分が作った物語（ストーリー）を信じている場合が多いということを知ることです。仏教の唯識では、すべて自分の心が世界を作り出すとして、その執着を手放すことを「空」とか「無我」という言葉で表現しました。

一般には「そのストーリーはおかしいね」とか「あなたの人生のストーリーはそれでいいの」などと何気なく使っています。しかし、同じ「物語」を意味する単語であっても、本来はストーリー性とナラティブ性の二種があり、別の意味合いが考えられます。ストーリー性がすでに「作られた物語」であるとするならば、ナラティブ性は「ものを語る行為」のことです。語るとは自分の過去の思い出や体験に意味づけして目的意識を持って言語化しようとするプロセスです。

過去の事実を変えることはできません。しかし怒りのストーリーを書き換えて、「私は過去の経験からこのように意味づけします」「その体験を通じて、今後はこんな生き方ができるかもしれない」と自己の正直な内面を語ることによって、自分の感情や意識を修正したり発展させたりできるのです。

このように思い切って物語を変える、認知のゆがみを修正して無明を克服することが、慈悲の瞑想であり、たかめる生き方に通じるのです。

ストレスフルな時は、「私は慈悲の心で、自分を満たすのだ」と三回繰り返してください。「ねばならない」ではなく、「そうなったらいいなぁ」くらいの前向き思考でいきましょう。きっと青空のような爽やかな気持ちがよみがえります。

私は高野山で修行した後、スリランカへ短期留学しました。当時は森の僧院で修行したのですが、仏教瞑想のサマタ・ヴィパッサナーを僧院で繰り返し実習していました。

「慈悲の瞑想」の具体的なやり方を説明しましょう。瞑想の内容は、パーリー語で書かれた初期仏教の小部経典『慈悲論（Mettākathā）』の中にあります。

【慈悲の瞑想】

　まず、「慈悲喜捨」をこころにインプットします。

　次に、自心に慈しみの心を満たしてから次を念じます。

　翻訳は日本テーラワーダ仏教協会によります[34]。

　全部声に出して唱えてみてください。強調したい時はその部分を繰り返してください。何度か唱えているうちに、心の内側から温かい情感がわき上がってくるのを感じるでしょう。

　　「私は幸せでありますように
　　私の悩み苦しみがなくなりますように
　　私の願いごとがかなえられますように
　　私に悟りの光が現れますように」
　　〜中略〜
　　「私の嫌いな生命が幸せでありますように
　　私の嫌いな生命の悩み苦しみがなくなりますように
　　私の嫌いな生命の願いごとがかなえられますように
　　私の嫌いな生命に悟りの光が現れますように」
　　「私を嫌っている生命が幸せでありますように
　　私を嫌っている生命の悩み苦しみがなくなりますように
　　私を嫌っている生命の願いごとがかなえられますように
　　私を嫌っている生命に悟りの光が現れますように」
　　「生きとし生けるものが幸せでありますように」

　「私を嫌っている……」は抵抗のある方もいるかもしれませんが、無理をしないで少しずつ唱えてみてください。そのうちに自然に気持ちが穏やかになります。

　先の精神科医保坂はこれを「慈悲の瞑想短縮版」として提示しています。

【慈悲の瞑想（短縮版）】

　私が幸せになりますように（息を吐きながら、計３回）

私が健康になりますように（息を吐きながら、計3回）

@@さんが幸せになりますように
@@さんが健康になりますように

患者さんのすべてが幸せになりますように
患者さんのすべてが健康になりますように

生きとし生けるものすべてが幸せになりますように
生きとし生けるものすべてが健康になりますように [35]

慈悲の瞑想は臨床瞑想法で

　これまでの説明で、ACP や EOL ケアに参画する人は「セルフケア」「自身を労わるケア」が大切であることが理解できたと思います。慈悲の瞑想は簡単にできるのです。これから臨床瞑想法の4つのメソッドを紹介しながら、あなた自身のスピリチュアルヘルスを高めていきましょう。
　これまでの医科学的研究で、瞑想することによって大きく三つの効果があることがわかっています。
　①能力の開発
　　人の潜在意識を引き出し、学習能力、思考力、創造力などを高めて、学力向上、仕事業績、職場成績の向上などにつながるということ。
　②ストレスの解消
　　自律神経の安定性、知覚・運動神経の発達、感覚機能の鋭敏化、不安減少、不眠解消、老化防止、喘息などの好転に役立つということ。
　③人格の発達、自己実現、スピリチュアリティの向上
　　集中力の向上、包括力の増大、思いやり・寛容さの増大、自己実現、社会性や人格の発達に役立つということ。
　対人援助のツールとして、瞑想を活用する教育法として、独自に考案したのが「臨床瞑想法」という方法論、メソッドです。このメソッドは、「臨床場面

で対人援助を目的として実施する瞑想及びその活用法」を、一般の瞑想（自分のための瞑想）と区別して「臨床瞑想法」と呼びます。

「臨床」というと、みなさんの多くはベッドサイド、それも病院のベッドを連想されるかもしれません。私はそうした医療分野に限定せず、心理・教育・宗教等を含めた対人援助の「現場」を総合して、「臨床」と考えています。また、瞑想をセラピーとして応用することを「瞑想療法」といいますが、療法とは一般にセラピーです。瞑想セラピーとは「瞑想の持つ多義的な機能を活用して、心身の状態の改善や、人間性、スピリチュアリティの向上を目指す、心理的・精神的なアプローチ」なのです。

なお、この章では瞑想に参加する人のことを「クライエント」、クライエントをリードして瞑想を促す人のことを「セラピスト」として話を進めます。臨床瞑想法の実践においては、セラピストが「瞑想の基本理論について理解していること」と、「実践の仕方や援助技術を習得していること」が必須です。そのうえで、次の2点が大事なポイントとなります。

> ①瞑想を活用して、クライエントが癒された感覚を持てるように援助すること。
> ②瞑想を活用して、クライエント自身の内なる世界（スピリチュアリティ）の探求を導き、スピリチュアルケアとして実践すること。

①は、セラピストが目前のクライエントに対して十分な面談（アセスメント）をして、この章で詳しく述べる4つの瞑想メソッドを実践することです。それによって、クライエントが「楽になった」とか「気分が改善した」などと好転的な反応、あるいは陽性反応を示せるように支援することをいいます。

また、②においては、傾聴やスピリチュアルケアを理解し、そのスキルを習得しているセラピストが「クライエントに語ってもらう場面」としてNBM（Narrative Based Medicine ナラティブ・ベースト・メディスン）を実践することになります。NBMとは「物語に基づく医療」の意味があり、クライエントが語る病気やつらい体験を、セラピストが真摯に聴き理解を深め、対話することによって問題解決に向けた新しい物語を作り出すことです。しかし、クライエントによっては、十分な言語表現ができないこともありますので、NBMだけ

では目的が果たせないことも多いのです。

　その場合も、たとえ口には出せなくとも、心で感じたり、思ったり、考えたりしているクライエントの内なる意識の力は相当なものがありますので、セラピストにはそれらを感じ取る力が求められます。

　このように臨床瞑想法とは、クライエントの同意や共感を得た後、瞑想を活用してその内面的な洞察をお手伝いすることなのです。クライエントが、それまで気づかなかった自身や他者への思いを再構築しようとする時、それをリードしたりサポートしたりすることが可能になります。まさに臨床瞑想法はスピリチュアルケアの１つの方法論といえるのです。

　臨床瞑想法の４つの瞑想メソッドは、

　①「ゆるめる瞑想（緩和・集中瞑想法；心身の緩和を目的とする）」
　②「みつめる瞑想（観察・洞察瞑想法；自己や自己以外に起こっていることの観察・洞察を目的とする）」
　③「たかめる瞑想（促進・生成瞑想法；心身機能の意図的向上を目的とする）」
　④「ゆだねる瞑想（融合・統合瞑想法；超越的意識への融合を目的とする）」
　を開発してきました。

　この４つの「瞑想法」の理論と実習形態を明らかにして、人々に広めるために千光寺はもちろんのこと、日本各地で研修を行っています。

【ゆるめる瞑想（緩和・集中瞑想法）】

　一言でいうと「緩和、集中」する瞑想法です。

　緩和とは「心身をゆるめること」で、ゆるんだ状態で自分自身を取り戻せると、逆に１点に集中できるようになります。まず身体を徹底してゆるめることを実施してください。深い呼吸の連続で、ある程度の休息や睡眠ができたと感じたら、起き上がって瞑想をするといいでしょう。ゆるめる瞑想の大事なことは、まずリラックスして呼吸ができる、ということと静かな気持ちを継続できることです。ACT で説明したように、今の自分を否定しないように、そのまま受け入れることです。

　この２点を、自分がいつでもどこででもできるようになると、ストレスを受けたと感じたらすぐに実行してください。瞑想の初めは難しいことではなく、ひたすら出入りの呼吸をみ続ける訓練をします。

私は、1980年にスリランカのテーラワーダ（上座部仏教）の寺院で約半年の瞑想生活をしました。この時、上級僧侶が集中瞑想を理解するコツを教えてくれました。「私は今、樹をみている」「私は今、樹の葉をみている」「私は今、ゆっくり歩いている」というように、ひたすら「ありのままの今の自分の動態を感じながら呼吸すること」だと伝授されました。

　さらに歩く瞑想は集中力を養う訓練には最適です。まさにマインドフルネスなのです。次に自分の今感じている心や感情を知ることです。呼吸の出入りを注視して、「私は今、息を吐いている」「私は今、息を吸っている」と、ひたすら呼吸そのものに集中します。「足が痛いな」「寒いな」「明日の仕事は……」などと、次々に雑念が起こってきても「呼吸に戻る」「呼吸に戻る」「呼吸に戻る」と、何度も自分に言い聞かせて呼吸の出入りに集中しましょう。これがサマタ瞑想の訓練であり、マインドフルネスなのです。ここにゆるめる瞑想のポイントがあります。

　意図的な呼吸（意識的に息を長く吐くこと）によって身体とのリズムを調和させることができます。息を意識的に吐くことによって、副交感神経の活性化をはかり、脳波をアルファ波状態にし、脳内の神経伝達物質に分泌を促す効果があることはわかっています。その結果、深い瞑想は身体にさまざまな良い影響をもたらします。

　ゆるめる瞑想をしっかり体得すると、だんだんと深い瞑想に入っていくことができるようになります。

　さらにあるがままの自分を受け止められると「客観的に観る」というもう1人の自分を意識することができるようになります。この時点で、すでに「みつめる瞑想」に入っています。

【みつめる瞑想（観察・洞察瞑想法）】

　「みつめる瞑想」とは、観察することと洞察することを意味します。十分な緩和によって得られた集中的な意識状態は、三昧状態で自己や他者を客観的に観察する冷静な視点を生み出します。

　観察とは文字どおり、自我意識にとらわれないで対象をどこまでも客観的にみ続けることです。それは注意に基づく瞑想であり、物事を第3者的にみつめ続けることです。

みつめる瞑想の初期段階での目標は、「ありのままの自分の今の心を知る」ということです。人は心が高ぶったり、感情的になるとなかなか自分の今の心の状態を知ることは難しいものです。そのために、瞑想によって冷静な自分を取り戻して、じっくりと今の心を観察することなのです。

　仏教ではありのままに自己の想念を注視し続ける瞑想を重視します。「みつめる瞑想」には、観察と洞察の2つの瞑想があります。ゆるめる瞑想によって十分緩和され、集中した意識状態は、自己や他者を客観的に観察する冷静な視点を生み出します。これは物事を第3者の視点でみられるようになるということです。第3者の視点とは、スピリット・センタードのことです。これは、心より深い魂に基点をおくことで、視点としては相手も自分も両方を俯瞰できる高い位置に意識を持っていき、その位置を大切に観察することです。そのことによって、感情に流されず、事実をありのままに観察し、洞察への準備ができるようになります。

　観察瞑想は、「マインドフルネス瞑想」に関連していると考えられます。「マインドフルネス瞑想」については何度も述べましたが、医療界でも大いに注目され、さまざまな臨床研究がなされています。生理学的には、瞑想時の呼吸のコントロールが交感神経系の働きを調整します。さらに、血管への効果的な作用で脳の活動が促され、筋肉の緊張や筋肉への影響を抑制するのに有効な働きをします。その結果、動脈壁はより伸びやかで弾性に富んだものになります。

　一方の洞察瞑想は、仏教では「四諦八正道」の実践的修行法が洞察瞑想の根本となります。

　ACTで紹介した「フレームの改善」がこの洞察瞑想に相当します。洞察は分析と似ていますが、分析はどちらかというと、物事を細分化する二元論的な要素がありますが、洞察はつねに全体を眺めつつ、その本質を深く掘り下げる視座です。たとえば、自己の生育歴を洞察する時に、家族の関係性の全体像をみながら、そこで個人がどのような思いを巡らし、どのような行動を取ったかなどを、具体的に考察を深める視座です。

　じつは、洞察的、内省的瞑想を実践することが、仏教的な瞑想の王道といえます。

　ブッタ（釈尊）が四諦八正道で説いた瞑想法は、当時の欲望と争いが渦巻くインド社会に、欲望のコントロールと執着を手放すことが大事であることを強

調した教えだったのです。

　自己洞察を 0~5 歳、5~10 歳、10~15 歳、15~20 歳、20~30 歳、30~40 歳、40~50 歳、50~60 歳、60 歳～というように年齢的な区切りをもって、父、母、きょうだい、祖父母、親類、友人、先生、会社の同僚などを順番に洞察すると、自己覚知に大きな成果があります。

　たとえば、つらい経験を思い出すことによって、自分が傷つくことになるのではないかと考えてしまいますが、観察瞑想による客観的な洞察をすることによって、自分が苦しむことはありません。客観的な視座は、冷静な感覚の中で行うことで、主観を離れるからです。

　洞察瞑想とは、やがて、過去を手放すために、振り返りをして、やがて苦しみやそのときの辛さを手放して、忘れていく作業なのです。

　自分を一番知っているのは誰ですか。それは自分自身ですよね。だから苦しむのですが、真実を知っているのもまた、ほかでもない自分自身なのです。

　そして自分を一番愛せるのも自分自身です。だから、つらかった、寂しかった過去を自分で修復するプログラムが洞察瞑想であり、「愛されていなかった幼い頃の私」を発見したならば、幼児期の自分をもう一度よく思い出して「おまえもよく頑張ったね」と、今の自分が幼い時の心を抱きしめてやることです。その愛情表現の作業が、自分を癒してくれるのです。そのこと自体がセルフケアと自然治癒力そのものなのです。

【たかめる瞑想（促進・生成瞑想法）】

　「たかめる」とは、自分の中にある、生きようとする力や心身の機能を高めることです。

　洞察瞑想で得られた心身の調整を、意図的に高めるようなイメージをつくることです。このイメージが大事なのです。特に身体の痛みは意識の集中を妨げますので、その場合は身体ケアを施してから瞑想に入ります。

　ストレスから開放されて、自由なあるがままの豊かな自分をイメージします。音楽を使った GIM（音楽イメージ瞑想法）やサイモントン療法（がんの専門医であるカール・サイモントン（O.Carl Simonton）博士が開発した、イメージ療法）などが、この領域の現代版でもあります。

　瞑想時のゆったりした呼吸は、自律神経の 1 つである交感神経系によって血

管へ作用し、脳の活動と筋肉の緊張を抑えるのに有効です。その結果、動脈壁はより伸びやかで弾力性に富むようになります。また血液の流れは、末梢抵抗に遭遇しながらも、内臓の器官や組織にスムーズに運ばれます。このように血液が体内のシステムを上手に循環することによって、心身の機能は向上し、健康も向上するのです。

　実際に、瞑想が脳や筋肉に好転的な影響を与えて、健康生成に大きな貢献をしていることは、さまざまな研究から解明されています。ストレスが消えて、生きる力を高めるという健康生成は健康を増進するうえで助けとなる力のことです。

　瞑想は精神科医療にも取り入れられています。薬物療法だけでなく、新しい心理・精神療法としての領域を担っています。私は現在飛騨の精神科病院のデイケアにおいて、うつ病やパニック障害の患者さんたちを中心に「瞑想療法」を実践したことがあります。またがん末期の患者さんや慢性疾患の患者さんにも瞑想法を施して、心身機能の向上に役立ててもらっています。

　つまり、「たかめる瞑想」は心身の機能を瞑想によって意図的に向上させようとするものです。人間の五官六根（眼、耳、鼻、舌、身、意）や五体を意識しつつ、その機能性をより向上させていきます。一般にいう健康寿命を意識し、心身の健全性を高めることです。

　もともとインドでは丹田（臍の奥にあたる部分）にある生命エネルギーをたかめる方法が、ヨーガの瞑想法で発達し、その後の仏教にも影響を与えました。ヨーガでは人体のチャクラは７ヵ所あるとしています。チャクラとは、サンスクリット語で円とか円盤を意味しており、人体の中心を縦に流れるエネルギーの核となるポイントです。それが、後期密教では５つになって、『大日経』などでは五大と称され、五輪塔に発展します。人体の五大は①仙骨を中心に肉体をつかさどるチャクラ、②臍を中心に感情をつかさどるチャクラ、③胸を中心にメンタルをつかさどるチャクラ、④喉を中心に魂をつかさどるチャクラ、⑤頭部を中心として直観をつかさどるチャクラです。

　ヨーガ経典には、身体の感覚機能を調和し心身を克服することによって、より次元の高い境地、本当の我（真我）に到達する方法が詳しく説かれています。ヨーガの瞑想法にはかなりストイックな思考や実践性もありますが、長い伝統の中で培われた叡智が確かにあるのです。そのエネルギーの活用法は、密教に

受け継がれています。

　中国では気功や仙道に用いられて、不老長寿の志向が盛んになりました。ま
た、密教の瞑想にも応用され、月輪観、光明瞑想などに発展しました。この密
教瞑想はエネルギーレベルや免疫力を調整して、病気と闘い、病気になるのを
防ぐといった効果があります。

　具体的には、①心拍、血圧の降下、②脳や心臓への血流の増加、③脳波、筋
電信号、皮膚抵抗の正の変化、④睡眠や消化の良好化、⑤イライラ感、不安、
抑うつ感の減少、⑥病気の頻度、期間の減少、⑦仕事中の事故やロスの減少、
⑧人間関係の改善、⑨自己実現、感情・スピリチュアル指数の向上などがみら
れます。

　また、アレルギー性疾患、喘息、不安、酸性消化性疾患、がん、心臓疾患、
うつ（神経症）、糖尿病、高血圧、過敏性腸症候群、偏頭痛、薬物依存（喫煙、
アルコールも含む）、緊張性頭痛、その他ほとんどの病気の治癒及び改善がみら
れます。

　たかめる瞑想は、自らの自然治癒力をたかめます。手順を追って瞑想を行う
ことによって自らの身心をコントロールし、日々の健康を回復し、安らかな心
境に至ることができるのです。

　つまり「たかめる」とは、身体レベルだけではなく、「どのように生きるか」
という、よりスピリチュアルな側面に重点が置かれているといえます。これは
心身統合論でもあり、「心身一如」の生き方なのです。瞑想によって心身の機
能がアップすることは明確です。

　たかめる瞑想が人のスピリチュアリティに影響を与える研究は進んでいます。

【ゆだねる瞑想（拡張・統合）】

　「ゆだねる」とは、自分の「いのち」を「大いなるいのち」や「大いなるエ
ネルギー体」にゆだねることです。「自分の命をゆだねるなんて、そんな恐ろ
しいことはできません」という人は多いと思います。

　しかしこれは、あえていえば「人事を尽くして天命を待つ」という心境です。
自分では努力や学びをせずに棚ぼた式に幸せが手に入るように願って、ことの
成り行きを見守っている姿勢とはまったく違います。ストレスで死ぬことはあ
りません。むしろそれをバネにして大きく生きることです。

ゆだねるのは仏、神、天、宇宙、自然、先祖などの大いなる世界で、そのことを「サムシング・グレイト（何か偉大なるもの）」と表現する人もいます。特定の宗教性を取り入れなくても、ゆだねる瞑想は可能なのです。ゆだねる瞑想は、自らの自然治癒力を瞑想によって高めることです。つまり、瞑想をすることによって、自らの身心をコントロールし、日々の健康を回復し、安らかな心境に至ることができるのです。

　「たかめる」とは身体レベルではなくて、「どのように生きるか」という、よりスピリチュアルな側面に重点が置かれているといえます。まさに心身統合なのです。

　瞑想実践では「ゆだねる瞑想」は「たかめる瞑想」に連動して起きるものです。その違いを明確に分けることは困難ともいえます。なぜなら、たかめる過程で、ゆだねる意識状態が出現することがあるからです。あえていえば「たかめる瞑想」は身体レベルの機能高揚を意図していますが、その過程で精神的な次元上昇が出現し、連続して「ゆだねる瞑想」という意識の変成状態に移行することがあります。

　つまり、「たかめる瞑想」が、どちらかというと身体面の向上にウエイトを置いているとするならば、「ゆだねる瞑想」は精神面の向上を中心とし、高次のスピリチュアリティが出現することを意味します。自我意識を超越して、大いなる意識（サムシング・グレイトなど）に融合、あるいは統合する意識状態といえるのです。小さな我執にとらわれるのでなく、自己や他者を超えた大きな世界に思いを馳せ、仏教でいう「大我」に生きる価値を見つけるという意識であり、覚悟です。

　トランスパーソナル心理学的にいえば、現在の意識状態を確認してから、それが次第に変容していくさまを客観的に観察し続けることです。ゆだねる瞑想は、心が幸福感と安らぎ感に満たされ、大いなる命と融合している感覚が長時間にわたって継続している状態をもたらします。

まずは心身をゆるめる「5分間瞑想」

　私たちは朝起きてから夜眠るまで、心身とも休みなく動かし続けています。

そこで、緊張状態の心身をゆるめるために「5分間瞑想」を毎日の生活に積極的に取り入れてみませんか。

たとえば、朝、1日のスタートに「5分間瞑想」を行うと、平常心が保て心穏やかに過ごせます。リフレッシュしてエネルギーもチャージされますから、やる気に満ちた1日となります。また、就寝前に行えば、1日をリラックスした気分で終えることができ、深い眠りに誘われます。「たかが5分、されど5分」、多くの人が実践し、その効果もお墨付きです。どんなに忙しい人も、5分の隙間時間なら探せるはず。ぜひ、ご自身で体験し、心地よいリラックス感とリフレッシュ感を味わってみてください。

早速、そのやり方を説明します。5分の目安は時計やタイマーなどを使うといいでしょう。

【5分間瞑想のやり方】

①椅子や座布団などに静かに座り、目は軽く閉じます。
②自分にとって気持ちが楽になる風景（海、里山、小川、花畑など）をイメージします。
③口から大きく長く息を吐き、鼻から無理なくゆっくりと息を吸います。この呼吸を7回以上、心が落ち着くまで繰り返します。
④心の落ち着きを感じたら、普通の呼吸に戻します。
⑤瞑想に入ります（適宜にタイマーを使う）。
⑥時間になったら、1回だけ大きく深呼吸します。
①ゆっくりと背伸びをしたり首を回したりして、心身の調和をはかります。
②椅子や座布団を片づけて、瞑想が終わったことを確認します。

導入の①〜④までで約1分間、⑤が3分間、⑥〜⑧が1分間で合計5分です。実際の瞑想は3分と短時間ですが、集中していますからリラックス感が得られます。

前にも述べましたが、深い瞑想をすると免疫神経伝達物質のオキシトシンが分泌されます。これによってセロトニン神経が活性化し、セロトニンが分泌されます。さらに、セロトニン神経が活性化されると、脳の状態が安定し、心の平安、平常心を作り出せるのです。

つまり、深い呼吸法や瞑想を繰り返すことによって、人への親近感が増し信頼感が増幅され、ストレスが消えて幸福感を得られ、心身の機能の安定につながります。

　ゆるめる瞑想こそ、ストレスフルな日常を離れて、いつでも自分らしく生きられるための実践法といえます。

　ゆるめる「5分間瞑想」で集中力が増すことを体験したら、次は自分の意識をみつめる瞑想に進みます。みつめる瞑想には「観察瞑想」と「洞察瞑想」の2種がありましたね。それぞれ「主観的に自分を観察、洞察できること」と「客観的に自分を観察、洞察できること」の両方が大事です。

　観察瞑想では自我意識をいったん解放して、どこまでも今の自分をありのままに、第3者的、客観的にみていきます。

【「ローソク」を使った瞑想で心の安定と希望を創出】

　100円ショップでも手に入るローソクですが、これがかなりの効果をもたらします。少し暗いところなら、小さな光のローソクで威力を発揮するのです。

①まず、ローソクの炎が自分の目の高さにくるように台などを用意します。この時、視線より炎が高い位置にこないように注意してください。

②室内を暗くします。これでローソクの炎が少し強調されるような雰囲気が演出できました。

③心身をニュートラルな状態にするために、2、3分のゆるめる瞑想を行います。

④ ③が終了したら、3～5分ほどローソクの炎をじっとみ続けます。やがて、「灯りが自分の中に入ってくる」とイメージします。次に「自分がローソクの光の中に入っていく」とイメージします。これを仏教では「観」（一体感）といいます。

　対象と自己との融合的な感覚が生じて、穏やかで崇高な気持ちになります。

⑤しばらくは、仏との一体感覚を味わってください。これが大事です。

⑥適宜な時間の経過をみて、深呼吸を3回して、瞑想を終了します。

　光そのものを「サムシング・グレイト（神仏）」とイメージすると、ローソ

ク瞑想は神仏や大いなる存在から垂直軸で、底辺にいる私に、大いなる慈愛のエネルギーが降り注がれるイメージとなります。

心身が疲れて、なにかパワーを得たいときに身近の道具で達成できる瞑想法です。

4つの瞑想法から4つの生き方へ

これまでの「ゆるめる」「みつめる」「たかめる」「ゆだねる」という4つの「瞑想法」は、そのまま私たち人間の「完成を目指した生き方」に連動しています。どういうことかといいますと、なにげなく送っている日常生活であっても、あるいは人生の苦難に直面した時でも、4つの生き方——つまり「ゆるめる生き方」「みつめる生き方」「たかめる生き方」「ゆだねる生き方」を活用することで、あなたがあなたらしく人生を豊かに幸せに、そして有意義に過ごしていけるようになります。

そしてそのことによって、あなたは自身が、内面のスピリチュアリティに目覚め、「本当の私」に出会うことができ、やがて「悟り」という境地にまで達せられるという素晴らしい生き方につながるのです。

【ゆるめる生き方】

目を閉じて、まず身体のどこにストレスがかかっているかを感じてみましょう。

頭の中、眼球、鼻、口、顎、喉、右肩、左肩、右腕、右手の平、左手の平、腕、胸、おなか、背中、腰、右足、左足、足の裏と全身をスキャンするように、それぞれの圧迫感を感じてみてください。

そこで緊張感やストレスを感じた部分に意識を向けて、ゆっくりと息を吐きながら「〇〇の筋肉や組織は、私の深い呼吸で緊張を取ります」と言い聞かせてください。呼吸と連動することがポイントです。

「我慢するエネルギー」もストレスになります。我慢するエネルギーはコルチゾールというホルモンを分泌して、うつ病などの要因といわれています。脳の海馬を萎縮させるということで、認知症にも関係することがわかってき

ました。

　そこで、「自分だけが頑張らなければ」とか「人には任せられない」という気持ちが強い人は、その頑なな心を、「みんなで分け持つ」「一緒に誰かとやる」と切り替えてみましょう。これだけで心にゆるみを感じませんか。

　多くのストレス要因は人間関係にあるといわれています。ゆるめるには関係性の改善が鍵です。改善するというのは、良くなるということですが、そんなに関係性の修復は簡単ではありません。でも、その改善メカニズムを知ると案外うまくいくかもしれません。

　人間関係のストレスは、相手からの威圧感とこちら側が発する拒否感の両方が関係します。まず相手からの威圧感は、親子関係、師弟関係、職場での上下関係、先輩後輩関係などさまざまですよね。一番のポイントは、あなたがどの関係性でも同じような態度をとってはいないかということです。

　威圧的な態度や言動があったときは、受け流すのが一番なのです。押しとどめようとすると、相手にも自分にも抵抗が生じます。合気道と同じように、まずは相手のエネルギーをやんわりと感じつつ、そのまま後ろに流してサヨナラするのです。ちょっとコツが要りますが、なんどかやっていると要領がわかってきます。

　例えば無理なことを強要されそうになったときは、「そうなんですよね。いっておられることはごもっともです。でもいま私は○○なんで、ちょっとそれにはお付き合いできないです。ごめんなさい」と。相手の言い分も認めつつ、やんわりと断るのです。威圧感は一方的なものですが、それを受け止めなくてはならないと思うこちら側にも抵抗や壁をつくってしまうのです。

　相手を嫌いであるという人間関係をゆるめる方法は、「嫌いのストーリーを書き替える」ことです。「この人、嫌いだな」と思う意識は、実は口に出さなくても相手に伝わっているのです。以心伝心なのです。だからこそ、どうしてもうまくいかなくなるのです。あなたがその「嫌い」な意識を変換するしかないのです。ではどうすればよいか。

　これには論理療法が有効です。「この人は私にいつも無理難題を押しつける」「この人は私を快く思っていないのだ」「この人は、私を遠ざけたいのだ」というネガティブ意識を持ち続ける限り解決はありません。

　そこで、気持ちをゆるめて深呼吸して、「この人は、もしかしたら私を向上

させようとしている人」「私のたましいを磨く重要な相手」「反面教師の人」というふうに、嫌いな感情ではなく、人生に有用な人というふうに書き換えることなのです。それができるようになれば、あなたは人間関係の達人です。

さらに、心にストレスを抱えた時は、「散歩で気分をほどく」「きれいな空気を身体いっぱいに吸う」などの工夫してみてください。時間とお金に余裕があれば「職場や生活圏から 100 キロ以上離れた場所に移動してみる」「温泉に行く」「エステに行く」「好きなスポーツジムに通ってみる」「おいしいものを食べる」「気楽に話せる人とお茶をする」「思い切って恋愛をする」などを実践すると、心がゆるんで気持ちがリフレッシュされます。

「ゆるめる生き方」を体得するには、「ゆるめる瞑想」を習慣化するのが早道です。呼吸を意識した生活を心がけ、「ゆったり呼吸」「ゆったり呼吸」と自分自身に言い聞かせて日々暮らすことが大事です。

【みつめる生き方】

「みつめる生き方」とは、観察や洞察を通して「あきらかに本質をみる」ことです。ものごとをあきらかに観察、洞察する瞑想法は仏教の「四諦八正道」と同じです。自分の心が現実とどのような乖離があるか、あるいは課題があるかを、明らかにみることから始まるのです。特に人間関係の課題が多い現代人は、この観察方法で真実を見抜くことが重要です。ものごとを冷静にみるには、客観的な距離感が大事です。

人間関係のストレス解消はもちろんのこと、スマホ依存やギャンブル依存、アルコール依存からの回復も、実態を正しく把握して、そこからの距離を保つことが鍵となります。

まずは、人間関係についてみてみましょう。これまでの臨床例から私なりに分類すると、人間関係は大きく四種類に分けられます。

- 「親密な人」―夫婦、親子、親族など
- 「親しい人」――一緒にいて楽しめる人など
- 「近いけど関心は薄い人」―職場関係、地域関係など
- 「嫌いで遠い人」―嫌いで会いたくない人

たぶん、日常的に一番多く接するのは「近いけど関心は薄い人」ですよね。だからことさら荒立てて生きることもなく、平穏無事に終われます。

「親密な人」は慣れてしまえば一番楽ですが、関係性がこじれると骨肉の争いに巻き込まれてしまう危険性がありますね。

　「親しい人」は会っていると楽しく、いつまでも一緒にいてもいいと思えるような精神衛生上、好ましい関係です。しかし、毎日いつでも一緒にいることはできませんから、連絡を取り合って会える機会をたくさん持つことが大事です。

　そして「嫌いな人」は会いたくないのに、会わなければならない。そんな人は職場にも近所にもいますよね。「この人と仲良くならなければ」と努力することは無駄でありませんが、精神衛生上はあまりよくありません。すでにストレスを感じているあなたなら、さらにストレスを背負い込むことになります。人生で無理をする必要はありませんから、少なからず距離を取るようにしましょう。

　ただし、チャレンジャーを自負するあなたなら、「嫌いな人」と仲良くできるまで修行をしてみるのも価値があります。なぜなら、「苦は大事な財産」だからです。

　スマホ依存、ギャンブル依存、アルコール依存などは、やはりそのものから物理的に距離を取らなければ解決は難しいでしょう。私たち人間の脳は、一度ドーパミンなどの「快物質」を味わうと、習慣的にその行為を重ねるようになります。その結果、どっぷりとつかることになります。これを依存症というのですが、依存から離脱するのが難しくなります。

　本当は手放せたら一番いいのですが、そこまでできない人は適度な距離を持てる力をつけることが重要です。そこで、そのものを手元から引き離す生活をおすすめします。

　家庭でできなければ、専門の宿泊研修などで訓練することも必要でしょう。

【たかめる生き方】

　「たかめる生き方」はたくさんありますが、基本的には自分が好きだと思えることに取り組むのがポイントです。これが自然と「生きる力を育む」という「たかめる生き方」につながります。

　実際に、自分が嫌だと思っていることをしても、憂鬱になるだけで、ワクワクしたりドキドキしたりしませんから、心はちっともたかまりませんよね。身

体的にも嫌なことをやっていると免疫力が低下するといわれています。

　反対に、自分の好きなこと、心が喜んで前向きなれるようなことをやると、身体の免疫力もアップします。免疫とは体内に入ってきたもの（異物）を区別して、自分自身を守ろうとするメカニズムです。特に細菌やウイルス、体内で発生したがん細胞などから身を守ろうとします。

　もう少し詳しく説明しますと、免疫システムを支えてくれる中心は白血球といわれています。白血球は顆粒球とリンパ球に大きく分けられますが、顆粒球は体内に侵入した細菌やウイルスなどを適切に処理する自然免疫です。一方のリンパ球は異物を識別し、各免疫に指令して異物に合った抗体を作ることで有名です。免疫力は免疫細胞そのものの数だけなく、高低のバランスが重要なのです。

　最近はストレス関連についても、さまざまなことがわかってきました。たとえば、ストレスフルだと自律神経系の交感神経が優位になって免疫力が低下し、逆にもう１つの副交感神経が優位になり過ぎると、免疫反応が強く出過ぎて、アレルギー疾患のアトピーや気管支喘息、花粉症などが起こりやすくなるようです。自律神経系は呼吸にも関係していることは、「たかめる瞑想」でも説明しましたね。

　つまり、身体の機能を「たかめる」ことにおいても、心身のバランスが大変重要だといえるでしょう。

　最近の幸福思考につながった用語にウエルビーイング（well-being）があります。ウエルビーイングとは心身の健全性のことをいいます。

　アメリカの心理学者マーティン・セリグマン（Martin E.P.Seligman）は、ウエルビーイングを実現するために、英語の頭文字を使ってパーマ（PERMA）という幸福を実現する五つの目標を提唱しました

　　P—ポジティブ感情（Poisitive Emotion）主観的喜び、愛情

　　E—エンゲージメント（Engagement）何かに没頭すること

　　R—関係性（Relationships）誰かとつながっていること

　　M—意味、意義（Meaning）主観と歴史、論理、公平、一貫

　　A—達成（Achievement）成し遂げること、達成のための達成感[36]。

　「たかめる生き方」において重要なことは、まず自分から発信することです。そして、誰かと関わりながら、関係性を深め、その生き方に意味をしっかり見

出すこと。最終的には、自分のできることを達成し、達成した喜びをかみしめることなのです。

マズローの欲求の階段説を説明する中で、自己実現の欲求があります。人は誰しも、自分の目標を知らず知らずのうちに達成したい欲求を持っていますが、それが実現できた時は大きな喜びにつながります。また、たとえ実現できなくても、そこに向かっている自分を意識することで、心はたかまるのです。そして、自己実現の後には、もっと広大な心境を目指す「自己超越」があります。

瞑想の中核となる呼吸はスピリチュアリティのラテン語のスピリタスで、「神の息」という意味があるくらいですから、命の縦軸構造で大事な営みなのです。

「呼吸の乱れ」はあらゆるところに影響します。知的好奇心は、生きる意欲にもつながります。「何かを学びたい」「わからないことを解明したい」「興味あることをもっと知りたい」という意識は脳の海馬を刺激するのです。

最近の脳科学の分野でも、新しい情報が集まっています。昔は「人間の脳の発達は20歳まで」という説もありましたが、現在では人間の脳は死ぬまで成長し続けることがわかってきました。それが知的好奇心なのです。

それから「他者との触れ合い」も「たかめる生き方」につながります。老人になって孤独が多くなると認知症も進むといわれます。逆に老人であっても、いろいろな場所に積極的に参加して、いろいろな人間関係を構築する人はイキイキとしています。

毎日の生活の中でも、自他の関係性をたかめて生きることは大事です。仏語では関係性を示す言葉として「縁（縁生）」があることは、前に述べました。

この言葉は、たとえば「ご縁がありますね」「……のご縁によって」などと使われていますが、じつは人々の心情やスピリチュアリティが、時に内在的に時には全体として、躍動的に動いている証なのです。私たちの魂、スピリチュアリティとは、ダイナミックな「命の活動性」や「絆」「関係性」を意味します。

私は以前に出版した拙著で、「人が自己のスピリチュアリティに気づき、他者や環境との調和を図りながら、成熟して宇宙的生命に融合しようとする営みは、健康生成であり、ウエルビーイングそのものであること」を説きました。

これは、病気や障害など人生の課題に直面した時にだけスピリチュアリティが働くということではなく、人間存在そのものにスピリチュアリティが内在し、

成長し続けることを意味しています。縁生を「自縁、他縁、法縁」という3つの構造であることは前に説明しました。この縁生は「たかめる生き方」にも有用です。自分自身を高める。他者との関係性を高める。そして大いなる存在である法縁との関係性を強く、太くします。

【ゆだねる生き方】

「ゆだねる生き方」とは、自分の意識を少し上部層に置いて、みたり考えたりする訓練で可能になります。心理学的な視点でいえば、トランスパーソナルな思考です。「トランスパーソナル心理学」は前出のマズローの「至高体験」です。「至高体験」とは、私たち人間は生まれながらにして自己実現の達成欲求を持っていて、その実現によって、さらに高次の意識状態が静かに継続することです。

「至高体験」には、これまで紹介した4つの瞑想の中では「ゆだねる瞑想」が相当します。「ゆだねる瞑想」では意識の変容状態が起って至高体験につながり、その中心の精神性は愛や信頼に裏づけされていることも重要なことです。ゆだねる生き方は、前出の垂直軸へ向かう生き方です。世間から出世間を希求する生き方となります。決して出家するという意味ではなくて、もはや日常の衣食住のや愛別離苦を整理して、いつでも死ねる覚悟をもてる境地をいいます。

臨床心理士で、宗教心理にも詳しい石川は、トランスパーソナルな視点での具体的なセラピーをスピリット・センタード・セラピー「スピリット中心療法」として提示しています。それは、高次な意識の場によって「心身を精妙なレベルから癒し、浄化するだけでなく、問題を1つの契機として、意識を拡大し、霊性を体現した新しい生き方ができるように自分や他人を導く、心理療法などのヒューマンサポートの根本原理である」としてスピリチュアリティの高め方を説明しています[37]。

瞑想とスピリチュアル・アセンション（次元上昇）

「人は死んだら何処へ行くのでしょうか」という問いかけは、12歳で出家し

た筆者の物語りですが、その探求はいまでも続いています。筆者はそれを仏教と心理学に求めました、仏教では前出の縁生解釈の法縁の世界であり、トランスパーソナル心理学では、変性意識状態における超自我のスピリットの領域になります。

　歴史的にも人は、肉体以外の世界に関心を持ってきました。一般にスピリチュアリズムは心霊主義（Spiritualism）といわれています。これはそもそも19世紀半ばにアメリカで始まったものを指すことが多いのですが、死後の世界との交信や超能力のパフォーマンスを焦点とする「宗教運動」とも理解されています。霊魂との交信は交霊会（降霊会）と呼ばれ、霊媒が仲立ちとなることが多く、近代の心霊主義は19世紀後半に全盛期を迎えたのです[38]。

　心理学者三上は20年の心理学の探求から「意識的自我」「無意識的自我」「霊的自我」の3層の世界を説明しています。「意識的自我は社会的自我で、無意識的自我は、感情的自我、霊的自我は魂の願いを生きる自我」と表現しています。具体的な内容としては、

　　第3層の＜意識的自我＞とは、自分でわかっていて、人にも見せている社会
　　　的な部分
　　第2層の＜無意識的自我＞とは、感情や観念を抑圧・否認して気づかずにい
　　　る部分
　　第1層の＜霊的自我＞は、転生を繰り返しながら魂の向上進化を図り、今生
　　　でも魂の願いをもって生まれてきた中核部分。古今東西や宇宙などすべて
　　　のものとつながっている[39]

ということです。

　筆者がこれまで説明した自縁、他縁は第3層と第2層に相当し、法縁は第1層になります。損得勘定で判断する意識が第3層であるとするならば、善悪で判断するのが第2層、魂の声に従う自利利他の心が第1層になります。

　すべての階層に因果応報という「種をまいたら自分で刈取らねばならない」という法則があります。したがって、魂の声に耳を傾けて、反省修正を怠らず、聖なる道を歩くことが、偉大なスピリチュアル・アセンション（次元上昇）につながるということなのです。

最後に～人生の価値と希望

　いよいよ最後の項目となりました。ここまでお付き合いいただきありがとうございました。

　これまでの生き方を総括してみると、「ゆるめる生き方」は心身のバランスをとること、「みつめる生き方」は生まれてから今日までの思念や行為を客観的に洞察して、反省修正しクリアーな自分を取り戻すこと、「たかめる生き方」はこれから人生の最終章まで何ができるか、どのような生き方ができるか再検討し実践すること、「ゆだねる生き方」は、平行軸で調整した人間力を発揮して、垂直軸を意識して次元上昇し、悟りにむかうことなのです。

　人生の意味については、アントノフスキーが提唱した「SOC（首尾一貫感覚）」を前述しました。その中では「有意味感（Meaningfulness）」として頑張ってみる価値を紹介しましたが、同じような時代に「人生の意味」をセラピーに取り入れた人がいました。

　今から75年前の第2次世界大戦中にナチスドイツが設置したユダヤ人強制収容所「アウシュヴィッツ」で自身が収容され、当時の悲惨な体験を戦後にまとめた『夜と霧』というベストセラーがあります[40]。

　著者は精神科医のヴィクトール・フランクル（Viktor Emil Frankl）です。オーストリアのウイーンに生まれて、大学中にはフロイトやアドラーに師事して精神医学を学び、のちにウイーン大学医学部精神科教授や市立病院の神経科部長をしていました。

　しかし、1938年のドイツ併合で、ユダヤ人の強制収容が始まり、最初の収容所で父を亡くし、別の施設で母と妻を亡くします。1944年にアウシュヴィッツに移送され、3日後にテュルクハイム収容所に移送されます。フランクルの創始した「ロゴセラピー：意味中心療法（Logotherapy）」は、このときにすでにできていたといわれていますが、フランクル自身が悲惨な体験をして、そのセラピーを検証することになりました。

　そのロゴセラピーとは、「意味による治療（therapy through meaning）」、「意味による癒し（healing through meaning）」です。つまり人が自らの「生の意味」

を見出すことを援助することで、心の病を癒す心理・精神療法のことをいいます。さらにその内容は3つの価値によって裏付けされています。人はどのような状況になってもこのいずれかの価値意識で意味を見出せるのであり、1つの価値意識での意味実現が不可能になったときには他の価値意識への移行などを柔軟にこなすことが必要とされています。

　ここでも ACT で紹介された心理的柔軟性が重視されています。その3つの価値意識とは「創造価値、体験価値、態度価値」です[41]。

　「創造価値」は、「何かを行うことや創造すること」で、自分が創造できる未来への思いであり、職業や趣味などでの実際の活動に含まれていく価値をいいます。「体験価値」は「何かを体験することで」自分が人生でさまざまな経験や体験ができる価値であり、愛することや音楽や芸術などの受容、鑑賞などは、本人の選択にかかっています。そして「態度価値」とは、「その事実に対する態度をとるか」ということで、どのような制約があってもそこでの判断や態度、行動をとることは自分自身の判断にあることで、人間の真価を問う価値でもあります。人は、自分が自分の意思による主体的な活動ができなくなったり、またその都度体験する感覚などを失うというような過酷な場合でも、意味の選択と実現が可能であるという人間力を表現しています[42]。

　実存哲学を学んだフランクルですが、普通の精神病理では量れないスピリチュアルな次元を「人間存在の自己超越性」と呼んでいます。自己超越性とは、「人間が自分以外の別の何かに関わろうとし、別の何かに向かう存在であること」としています。さらに人間が死ねば、「心理、身体的自我は失われるが、残っているものは、スピリチュアルな自己である」として形而上学的な生命を意図しています[43]。

　自らが「明日の命も保証できない」という過酷で残忍な体験をしたフランクルの言葉は、現在にも新鮮味をもってせまってきます。世界の各地で頻繁する自然災害、COVID-19 によるダメージなど、人類はいつも危機に直面しているのです。そして傷ついた心を癒すべく、今や世の中にはさまざまなケア論、心理・精神療法やセラピーの類が、まさに百花繚乱と在りますが、それが本当に人間に有用なものかどうかが問われています。

　「＜生きる意味＞を求めて」を翻訳監修した心理学者諸富は、人間を超えた何かとのかかわりなしで人間が直に向き合うだけの人間性心理学を批判するフ

ランクルの「私がいいたいのは、どんな対話も、それがロゴスの次元に入っていかなければ、本当の対話ではない、ということである。ロゴスのない対話、なんらかの志向対象への方向性を持たない対話は単なるモノローグ（一人セリフ）でしかない」という言葉を引用して真の人間の在り方を問いかけています。

「なんらかの志向対象への方向性」とは垂直軸への方向性です。それは希望でもあります。希望とは未来へ向かう展望的祈りです。どんな時代のどんな経験を通じても希望を抱くことができるのが人間です。そこに意味を問い、意味をみつけることができるのです。

意味ある人生とは。

ACPで、EOLケアに活動するスタッフは、どんなに過酷でストレスフルであっても、その臨床場面に、あなたが存在する意味があると信じて、自身のスピリチュアリティを呼び起こしてください。きっとそこに意味を見出し、やがて希望ある人生をつかむことができるでしょう。

あなたの前途ある人生に、心から期待しています。

参考文献

1）NHKNESWEB: https://www3.nhk.or.jp/news/special/coronavirus/#infection-status.（参照日 2020 年 5 月 23 日）

2）Rachel E. Baker, Wenchang Yang,et al. Susceptible supply limits the role of climate in the early SARS-CoV-2 pandemic,Science 18 May 2020: 10.1126/science.abc2535

3）Christopher I. Jarvis1 †, et al.Quantifying the impact of physical distance measures on the transmission of COVID-19 in the UK.

4）一般社団法人日本産業カウンセラー協会：https://www.counselor.or.jp/covid19/tabid/505/Default.aspx（参照日：2020 年 5 月 20 日）

5）日本赤十字社新型コロナウイルス感染症対策本部：COVID-19 Community engagement,Coping with stress during the COVID-19 outbreak,IASC Briefing note on addressing metal health and psychosocial aspects of COVID-19 outbreak version 1.5

6）図版 1 参照：http://kei-chan.net/care_salon/

7）https://22nd-century.jp/environment-issues/corona-air-pollution/（参照日：2020

年5月22日）

8）Factors Associated With Mental Health Outcomes Among Health Care Workers Exposed to Coronavirus Disease 2019, JAMA, 2, 3(3).:(2019 年のコロナウイルスにさらされた医療従事者のメンタルヘルス状況に関係する要因)

9）『Psychologikal First Aid　Operations Guided Edition/ 災害時のこころのケア、サイコロジカルファーストエイド実施の手引き　原書第 2 版』医学書院、132-135、2011 年 132-135 頁。

10）日本災害医学会：https://jadm.or.jp/sys/_data/info/pdf/pdf000121_1.pdf（参照日：2020 年 2 月 22 日）

11）新型コロナウイルス感染症（COVID-19）に 対応する職員のためのサポートガイド、初版第 2 刷：https://www.kango-saitama.jp/content/wp-content/uploads/2020/04/3bcc164da55ad8d02c79630dbafe27d2.pdf（参照日：参照日 2020 年 3 月 25 日）

12）土居健郎ほか『燃えつき症候群』金剛出版、1988 年、32-95 頁。

13）Maslach, C., Burned-out. Human Behavior, 5, 16-22, 1976.

14）土居健郎ほか『燃えつき症候群』金剛出版、1988 年、32-95 頁。

15）Ben-Zur, H., Michael, K., Burnout, social support, and coping at work among social workers, psychologists, and nurses: The role of challenge/control appraisals. Social work in health care, 2007, 45(4), 63-82./ 山崎喜比古・戸ヶ里泰典・坂野純子編『ストレス対処能力 SOC』有信堂高文社、2008 年、204 頁。

16）m3.com 意識調査：https://www.m3.com/open/clinical/news/article/533020/（参照日 2017 年 5 月 29 日）

17）日本看護協会：https://www.nurse.or.jp/nursing/shuroanzen/safety/mental/index.html（参照日：令和 2 年 3 月 15 日）

18）Joinson C: Coping with compassion fatigue. Nursing, 1992; 22(4): 116-121.

19）保坂隆ほか『3 つの習慣で私が変わる　私を慈しむ〜「傾聴・共感」から「慈悲喜捨」へ』日本看護協会出版会、2018 年、21-22 頁。

20）Windle, M: "Critical conceptual; and measurement issues in the study of resilience". International Journal of Occupational Safety and Ergonomics, 2002; 163, 199.

21）Rutter, M.: Resilience in the face of adversity. Protective factors and resistance to psychiatric disorder. The British Journal of Psychiatry. 1985; 147,598-611.

22）佐藤琢志・祐宗省三「レジリエンス尺度の標準化の試み『S-H 式レジリエンス検査（パート 1）』の作成および信頼性・妥当性の検討」『看護研究』42(1)、医学書院、2009 年、45-52 頁。

23）高塚雄介「支援者側のレジリエンス」『保健の科学』58(11)、杏林書院、2016 年。

24）斎藤環『人間にとって健康とは何か』PHP 新書、2016 年、58 頁。

25）大下大圓「それでも『海と生きる』―東日本大震災を体験した医療者の 6 年を

経た証言から学ぶレジリエンス―」『京都看護』3、2018 年、1-14 頁。

26）安藤清志「否定的事象の経験と愛他性」『東洋大学社会学部紀要』47(2)、2009 年。

27）山添正「日本人の悲嘆過程の心理学的考察①―死者との絆をめぐって―」『神戸親和女子大学大学院研究紀要』7、2011 年、25-34 頁。

28）ジョージ・ハングマン、ロバート・ニーマイアー編『脱デカセクシスを超えて：喪失と悲嘆の心理療法』金剛出版、2007 年、36 頁。

129）カール・ベッカー「新人看護師のストレスと SOC 改善調査」『こころの未来』11、京都大学こころの未来研究センター、2013 年、51 頁。

30）ティム・デズモンド、中島美鈴訳『セルフ・コンパッションのやさしい実践ワークブック』Ⅲ、星和書店、2018 年。

31）ティム・デズモンド、中島美鈴訳『セルフ・コンパッションのやさしい実践ワークブック』Ⅲ、星和書店、2018 年。

32）ティム・デズモンド、中島美鈴訳『セルフ・コンパッションのやさしい実践ワークブック』Ⅲ、星和書店、2018 年、16-17 頁。

33）Bernhardt BC, et al.: Structural covariance networks of the dorsal anterior insula predict females' individual differences in empathic responding. Cereb Cortex., 2014;24(8): 2189-98.

34）日本テーラワーダ仏教協会：http://www.j-theravada.net/

35）保坂隆ほか「私を慈しむ〜「傾聴・共感」から「慈悲喜捨」へ」『3 つの習慣で私が変わる』日本看護協会出版会、2018 年、43 頁。

36）マーティン・セリグマン、宇野カオリ監訳『ポジティブ心理学の挑戦―〝幸福〟から〝持続可能な幸福〟へ』ディスカバー・トゥエンティワン、2014 年。

37）石川勇一『スピリット・センタード・セラピー―瞑想意識による援助と悟り』せせらぎ出版、2014 年、16 頁。

38）心霊主義：https://ja.wikipedia.org/wiki/ 心霊主義（参照日：令和 2 年 3 月 15 日）

39）三上直子『死の向こう側：我々はどこから来てどこへ行くのか』サラ企画、2018 年、128 頁。

40）V・E・フランクル、霜山徳爾訳『夜と霧』みすず書房、1997 年。

41）V・E・フランクル、諸富祥彦監訳『＜生きる意味＞を求めて』春秋社、1999 年、13-14 頁。

42）V・E・フランクル、山田邦男ほか訳『それでも人生にイエスという』春秋社、1993 年、189-196 頁。

43）V・E・フランクル、諸富祥彦監訳『＜生きる意味＞を求めて』春秋社、1999 年、105、184 頁。

【ご案内】

飛騨千光寺の国際平和瞑想センターとバザラ・いのちのケア室のご紹介

　本書を読んで著者のカウンセリングや実際の瞑想研修に参加したいと思われる方は、「臨床瞑想法教育研究所（飛騨千光寺）のホームページからお問い合わせください。（http://senkouji.com/）

　「臨床瞑想法教育研究所」では千光寺を主な会場として「臨床瞑想法指導者養成講習会」基礎コース・上級コース・指導コースを実施しています。瞑想研修の基礎コースでは、「ゆるめる瞑想」と「みつめる瞑想」の理論と実習を学び、上級コースでは「たかめる瞑想」と「ゆだねる瞑想」の理論と実習を学びます。応用指導コースでは、臨床瞑想法の指導法の理論を学んだのちに、研修生がクライアント役とセラピスト役になって、瞑想のリードの仕方をロールプレイで実習します。「臨床瞑想法修了証」を発行。臨床瞑想法は東京、名古屋、神戸、京都などでも開催しています。

講演・研修依頼：飛騨千光寺
http://senkouji.com/　Em：vazara@senkouji.com

●著者略歴
大下大圓（おおした・だいえん）
飛騨千光寺住職、国際平和瞑想センター代表、名古屋大学医学部非常勤講師、高野山伝燈阿闍梨。12歳で出家得度、高野山で修行、阿闍梨となる。高野山大学仏教学科卒。岐阜大学教育学部研究生、京都大学こころの未来研究センターで瞑想の臨床応用を研究し、臨床瞑想法のメソッドを開発。京都大学など医学、看護学、教育学、福祉学の大学で死生学、スピリチュアルケア学などの非常勤講師をつとめ、現在は、日本ホスピス在宅ケア研究会理事、日本スピリチュアルケア学会理事、NPO法人日本スピリチュアルケアワーカー協会副会長、日本臨床宗教師会副会長などをつとめる。著書に『臨床瞑想法』、『実践的スピリチュアルケア』、『密教 大楽に生きるワザ』、『講座スピリチュアル学 第1巻 スピリチュアルケア』（共著）ほか多数。

梶山 徹（かじやま・とおる）
和歌山県立医科大学卒業。京都大学医学部附属病院総合診療部助手、関西電力病院消化器内科部長・緩和ケアセンター長などを経て、現在、田附興風会医学研究所北野病院緩和ケア科部長。京都大学医学博士、日本消化器病学会指導医、日本緩和医療学会緩和医療専門医。『なにわ緩和ケアカンファレンス』代表世話人、『大阪緩和ケア連携カンファレンス』世話人、上智大学グリーフケア研究所講師、日本スピリチュアルケアワーカー協会講師、京都グリーフケア協会講師。

ACP　人生会議でこころのケア

ケアする人、される人、共に死生観・スピリチュアリティの向上をめざして

2020年8月7日 初版第1刷発行

著　者　　　大下大圓・梶山 徹
発行者　　　野村敏晴
発行所　　　株式会社 ビイング・ネット・プレス
〒252-0303 神奈川県相模原市南区相模大野8-2-12-202
電話 042（702）9213
装　幀　　　山田孝之
カバーイラスト　　　なかむらりか
印　刷　　　モリモト印刷株式会社

ISBN 978-4-908055-25-6 C3047
printed in japan